# 림프순환이
## 좋아지는
### 토르소 마사지

독소배출
하루 10분이면
충분하다

# 림프순환이
# 좋아지는
# 토르소 마사지

이영숙 지음

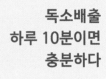

신동해(이화여자 대학교 약학대학 교수)

마사지는 B.C. 2600년경 황제 헌원 때 쓰여진 황제내경(黃帝內經)에 기록되어 있을 정도로 오랜 역사를 갖고 있는 심신의 치료 방법입니다. 서구에서는 "The Yellow Emperor's Classic (Huangdi Neijing)"로 몇 차례 서구 각국에서 번역 출간되었습니다. 이외에도 B.C. 2600경 이집트에서 B.C. 1500년경 인도에서도 심신의 치료에 마사지의 중요성이 이미 알려져 있었습니다. 히포크라테스 역시 마사지의 중요성을 이야기하고 있습니다. 이영숙 원장님의 『림프순환이 좋아지는 토르소 마사지』는 일반인들도 쉽게 원리를 이해하고 따라 할 수 있는 마사지에 관한 매우 유용한 책입니다.

이 책의 장점은 이 원장님의 학식과 이를 근간으로 하는 주의 깊은 임상 경험에 있다고 볼 수 있습니다. 내원자들의 불편함을 심도있게 관찰하시고, 그에 맞는 마사지 테라피를 통하여 임상 결과들을 주의 깊게 정리하신 것이 이 책의 탄생 배경이라 할 수 있습니다.

현대 사회는 갈수록 스트레스를 유발하는 환경을 만들어 내고 이와 함께 눈에 보이지 않는 막대한 양의 전파를 발생시키고 있습니다. 인간의 몸은 이로 인한 스트레스 호르몬을 분비하고 그 결과 몸은 독소들로 말미암아 원인불명의 육체적 문제들이 발생하고 있습니다. 이러한 상황에서 만성적 질병(암, 당뇨, 위장장애 등)을 갖고 있는 상태가 아닌 정상인들이 가장 손쉽게 문제를 해결 할 수 있는 방법은 전통의학을 이용하는 방법입니다. 특히 오랜 기간의 임상을 통해 안정성이 확보되고 치료의 능력이 검증된 마사지는 누구나 쉽게 따라해 볼 수 있는 방법입니다.

현대 의학이 발달하기 전 서구에서는 지난 2000년간 Bloodletting(방혈)이라는 방법을 이용하여 원인을 알지 못하는 위급 환자에게 시술하였습니다. 이 방법의 의미는 혈액의 흐름이 인간의 질병과 매우 큰 연관성이 있다는 것을 보여 줍니다. 따라서 마사지는 이러한 혈액의 흐름을 바탕으로 육체의 문제를 치료한다는 기본 원리가 있습니다.

그러나 어떤 경우에 어떻게 마사지 테라피를 적용하는지를 알아야 효과적인 결과를 볼 수 있을 것입니다. 2020년 한국의 안마의자 시장은 1조 원으로 예측하고 있습니다. 그만큼 몸의 피로 해결에 일반인들이 마사지를 의지한다는 것을 알 수 있습니다. 이영숙 원장님의 『림프순환이 좋아지는 토르소 마사지』는 몸의 불편함뿐 아니라 미용의 목적으로도 마사지 테라피의 중요성을 기술하셨기 때문에 더욱 의미가 있다고 하겠습니다.

마사지의 역사는 에스더 2장 9~13절까지 구약에도 기록되어 있으며 누가복음 7장 37~38절에 막달라 마리아가 향유를 부어 예수님의 발을 씻기신 것도 당시 있었던 마사지 테라피의 방법으로 진행되었음을 유추할 수 있습니다. 이영숙 원장께서 마사지 테라피로 내원자들을 세심히 도우셔서 큰 도움을 주셨던 것처럼 이영숙 원장님의 『림프순환이 좋아지는 토르소 마사지』는 동일하게 독자들의 육체를 회복시켜 주리라 생각됩니다. 이 책을 통하여 독자분들 모두의 심신이 행복해지기를 기원합니다.

2020년 1월 13일

## 우리 몸의 면역력을 증진시키는 림프 마사지

어렸을 적 내가 자란 마을은 감이 많이 나는 고장이었다. 땡땡한 감을 따서 삭혀 먹기도 했는데, 항아리에 된장을 풀어 아랫목에 담요를 씌워 하루이틀 두면 맛있는 단감으로 변신했다. 하지만 그동안 방 안에서 나는 쿰쿰한 냄새로 코가 고생했다. 곶감을 만들 때는 가족이 둘러 앉아 일일이 손으로 감 껍질을 깎았는데, 늦가을 밤에 하는 일 중 하나였다. 그렇게 깎은 감은 처마 밑에 대롱대롱 매달려 촉촉하게 말라갔다.

감에 함유된 탄닌 성분은 위장에서 수분을 흡수해 변을 굳게 만든다. 따라서 변비를 유발할 가능성이 많다. 어쨌든 당시에 나는 배가 자주 아팠고, 변이 잘 나오지 않는 경우도 잦았다.

그때마다 어머니께서는 당신의 손으로 나의 복부를 쓰다듬어 주셨다. 복부를 쓰다듬는 그 손길은 참 따뜻했다. 그러다 보면 어느새 배 앓이가 멈추었고, 변을 수월하게 볼 수 있었다. 이런 어렸을 적 습관 때문인지, 요즘도 변이 잘 나오지 않을 때는 나도 모르게 복부로 손이 먼저 간다. 그러면 좀 더 쉽게 변을 해결할 수 있다.

지금 나의 직업이 사람의 피부와 몸을 관리하는 테라피스트이지만, 그때는 이 일과 무관할 때였다. 그럼에도 손이 주는 신비한 에너지를 느낄 수 있었다.

　　나는 오랜 기간 피부관리를 해오며 많이 고민했다. '피부를 좋게 하는 가장 좋은 방법은 무엇일까?' 세계 각국에서 들어오는 유명한 화장품, 피부 깊숙이 제품 성분을 침투시킨다는 기계들, 이러한 것들이 잠시 환한 피부를 만들어 줄 수는 있었지만, 얼마 지나지 않아 피부는 원래 상태로 되돌아왔다.

　　피부관리 중에서 여드름은 어느 정도 개선이 빠른 케어 중 하나이다. 그렇지만 어떻게 해도 쉽사리 좋아지지 않는 피부도 있었다. 그중에 하나는 벌겋게 부어오른 게 수두처럼 크게 보이는 성인 여드름이었다.

　　어느 날, 나름 유명하다는 한의원과 병원을 모두 다녀온 후 마사지라도 받아보자고 찾아온 사람이 있었다. 이분에게 여드름에 좋은 다양한 제품을 써보기도 했고, 신체 이곳저곳 반사구를 마사지해보기도 했다. 그러던 중 무심코 복부와 상체의 림프절 위주로 관리해 봤는데 다음날 눈에 띄게 여드름이 줄어들었다. 그렇게 똑같이 두 차례를 더 하고 난 후 이분의 여드름은 완벽히 없어졌다. 이분은 기적이라고 했다.

　　이것이 계기가 되어 나는 우리 몸에서 림프가 많은 부위인 복부,

가슴, 목, 겨드랑이, 서혜부(팬티 라인)를 눈여겨보게 되었다. 그리고 생각보다 많은 사람들이 이 부위에 문제가 있다는 것을 알았다. 만지는 부위마다 아프기도 했고, 뭉쳐있거나 혹이 만져지는 경우도 종종 있었다.

## 우리 몸은 유기적으로 연결되어 있다

얼굴에 점 하나 혹은 뽀로지가 난다 해도 그건 얼굴만의 문제가 아니다. 나는 이러한 것들의 근본이 무엇일까를 고민하게 되었다. 물론 호르몬의 변화 혹은 심장의 열이 위로 올라오는 경우 등등 이유는 다양할 것이다. 하지만 그 모든 것의 근원은 복부였다.

스트레스를 받아도 뇌와 함께 반응하는 것이 복부이고, 몸속이나 몸 밖에 몽글몽글 결절이 생기는 원인도 복부 안의 문제이다. 그래서 복부의 장기를 깊숙이 터치하고, 림프절이 많은 부위를 마사지하게 되었다. 이렇게 근본을 해결하고자 하니 많은 증상이 호전되었다.

토르소 마사지는 몸의 뿌리를 건드려서 근본을 치유하는 예방 마사지이며 복부를 중심으로 하고 목, 가슴, 겨드랑이, 서혜부 등 림프절이 많은 부위를 자극하는 림프 마사지의 원리를 응용한 순환 마사지법이다. 토르소 마사지에서 가장 기본이 되는 것은 손이다. 인체란 참으로 오묘하고 복잡하다. 사람의 손만큼 정교한 기계는 세상에 없다. 중요한 건 그 어떤 기계보다 값비싼 화장품보다 피부를 더 좋게 하는 것은 손끝에서 나오는 기氣라는 것이다. 그래서 나는 손끝의 기적이라는 말을 즐겨 쓴다.

　직업이 이렇다 보니 다양한 증세를 가진 사람들을 만나게 된다. 정말 좋은 자신의 피부를 끝까지 유지하고 싶은 사람, 변비나 두통, 생리통을 호소하는 사람, 만성피로로 고민하는 사람 혹은 암 수술을 받고 면역력이 저하된 사람 등 다양한 사람들이 찾아오는데, 이들이 공통으로 하는 말이 있다. "병원에 갈 정도는 아닌 것 같다." 혹시 병원 가는 게 무서운 건 아닐까?

　나 역시 병원 가는 것이 내키지 않는다. 아니 병이란 게 무섭다. 내평생 기도하는 것 중 하나가 병원에 가지 않고, 약 먹지 않고 사는 거다. 내가 아프지 않아도 집안에 환자가 있으면 온 가족이 아프다. 병이란 게 내 마음대로 되는 건 아니겠지만, 마사지라는 건 생각보다 많은 질병을 예방할 수 있다. 의학의 아버지라고 불리는 히포크라테스는 '모든 의사가 환자들을 위한 마사지를 할 줄 알아야 한다'고 하지 않았던가?

　또한 일본의 외과 의사인 고 이시카와 요이치 박사는 링거액이 잘흡수되지 않은 환자의 종아리를 주물렀더니 링거액이 잘 들어가는 것을 발견했다. 이후로 마사지가 혈류 개선에 큰 효과가 있다는 것을 알고 메스를 내려놓았다. 그 뒤로 종아리 마사지 요법을 연구했고, 많은 치료 실적을 남겼다고 한다. 이렇듯 마사지는 깊이 들어갈수록 생명 활동과도 연관이 있다.

## 림프순환이 좋아지는 토르소 마사지로 무병장수를!

몸속에는 길이 있다. 그 길을 따라 영양분과 노폐물이 이동하는데, 영양분은 잘 흡수되게 하고, 노폐물을 잘 걸러내게 하는 것이 건강의 기본이 된다. 특히 노폐물이 잘 배출되도록 하는 것이 중요한데, 그 역할을 해내는 것이 바로 이 책에서 중점적으로 다룰 '림프순환이 좋아지는 토르소 마사지'이다.

전자파가 강한 기계와 화학약품이 넘쳐나고, 요즘은 미세먼지까지 그야말로 환경이 무서운 시대이다. 어릴 적 뛰어놀던 푸르른 동산, 맑은 하늘, 흙을 만지며 놀던 그 동네가 그리울 정도다. 림프순환이 좋아지는 토르소 마사지는 지극히 자연의 법칙을 따른다. 흘러가는 것을 흘러가도록 하는 것이다. 맑은 공기, 좋은 물, 꾸준한 운동과 함께 토르소 마사지를 병행하게 되면 무병장수하리라 생각한다.

림프순환이 좋아지는 토르소 마사지의 원리는 쉽고 방법은 간단하다. 그러나 효과는 뛰어나다. 자, 옷을 벗고 나의 몸을 찬찬히 살펴보자. 좌우 모양이 뒤틀려 있기도 하고, 어느 한 부위가 올라와 있거나 혹은 색소침착까지 신체의 변형을 볼 수 있다. 어찌 보면 그동안 살아온 흔적과 습관들이 고스란히 보이는 것일지도 모른다. 이제 이곳을 마사지해 주는 것이다.

## 작은 습관으로 건강과 아름다움을!

자신의 몸을 쓰다듬는 순간 자신을 사랑하는 마음이 생긴다. 또한 더 아끼고 열심히 관리해야겠다는 생각이 든다. 두 손의 온기로 복부와 가슴, 겨드랑이, 서혜부, 목 림프절, 몸통 구석구석을 만져보길 바란다. 그러면 이상하리만치 딱딱한 부위가 있다. 그리고 유난히 아픈 부위도 있을 것이다. 그 부위를 잘 풀어주고, 물이 고여 있지 않도록 위아래로 길을 열어주는 것이다. 이 작은 습관이 당신의 몸을 정화시키고 건강하고 아름답게 만들 수 있다.

내가 어렸을 적 어머니의 손길로 배앓이가 멈추었듯이 많은 사람들이 림프순환이 좋아지는 토르소 마사지를 통해 건강해지고 아름다워질 수 있기를 간절히 바란다.

서울대 입구에서

이 영 숙

# 차 례

## CHAPTER 1 건강한 아름다움을 만드는 토르소 마사지

## CHAPTER 2 토르소 마사지 준비

# CHAPTER 3 토르소 마사지 실전 테크닉

# CHAPTER 1

## 건강한
## 아름다움을 만드는
## 토르소 마사지

# 1. 토르소 마사지가 무엇인가요?

토르소 마사지는 복부를 중심으로 복부 아래에서 하체로 갈라지는 넓적다리 부위 서혜부(팬티 라인)와 가슴, 목, 겨드랑이의 림프와 경락을 자극하는 마사지법이다. 토르소 마사지는 우리 몸에서 림프절이 가장 많은 부위를 마사지해 주는데, 이 마사지는 몸의 나쁜 증상의 대부분이 복부의 장기에서 시작된다고 본다. 즉 어떤 증상의 원인을 먼저 해결하고자 하는 것이다.

이 토르소 마사지는 복부의 노폐물을 각 림프절을 통해 잘 빠져나갈 수 있게 도와주는 방법이다. 따라서 몸속이 정화되니 외면도 자연스레 좋아진다. 토르소 마사지는 큰 원, 작은 원을 그리기도 하며, 위아래 방향으로 쓸어내리기도 한다. 경우에 따라서는 깊은 압력과 부드러운 압력이 필요하다. 이러한 작은 동작들이 몸의 혈액순환과 림프순환을 개선해 줌으로써 여러 가지 질환을 예방할 수 있다.

상체 위주로 하는 이 마사지 방법은 특히 여성들에게 큰 도움이 되며 부작용이 전혀 없는 자연치유 마사지다.

## 2. 토르소 마사지가 필요한 이유는?

### 1) 생명의 순환체계 – 혈관, 림프, 경락

　토르소 마사지는 면역력을 증진시키는 림프순환 마사지다. 우리 몸의 순환계는 제1 순환계로 불리는 혈관계와 제2 순환계로 불리는 림프계로 이루어져 있다.

　제1 순환계의 작용은 심장 박동에 의해 혈액이 온몸을 순환하며, 모든 세포에 영양소와 산소를 공급하는 순환을 말한다. 제2 순환계인 림프계는 혈관에 혈액이 흐르듯 림프액이 흐르면서 우리 몸속에 쌓이는 독소와 노폐물을 제거함과 동시에 외부에서 침투한 바이러스나 세균과 싸우는 파수꾼 역할을 한다. 림프액은 투명한 담황색 액체로, 흔히 몸에 상처가 났을 때 나오는 진물을 말한다.

　우리 몸에 있는 약 100조 개의 세포는 하루에도 엄청난 양의 노폐물을 배출한다. 일반인들은 잘 모르지만, 우리가 건강을 유지할 수 있는 건 우리 몸 안에 거미줄처럼 촘촘하게 뻗어있는 림프계 덕분이다.

　림프는 심장이 펌프질을 해서 뿜어내는 혈액과 다르게 펌프 역할을 해주는 기관이 따로 없다. 그래서 우리는 림프액이 순환할 수 있도록 몸을 움직여주어야 한다. 운동을 하면 근육의 움직임이 활발해져 림프액의 순환도 더욱 수월해져서 건강에 도움이 된다.

우리는 대부분의 질병 원인을 혈액순환 장애로 보고 있다. 그런데 신체 내에서 발생하는 독소나 노폐물을 청소하는 림프순환도 무척 중요하다. 림프의 흐름이 정체되면 여기저기 붓는 증상이 신체에 나타난다.

예를 들어 하루 종일 같은 자세로 일하는 사람에게 부종이 잘 생기는 이유도 이 때문이다. 림프가 막히면 피부 신진대사가 원활하지 못해 피부 탄력이 떨어지고, 색소침착 · 기미 · 주름이 생기고, 부종 · 통증 · 비만 등을 유발할 수 있다. 그렇기 때문에 혈액순환 못지않게 림프순환도 중요하다.

사람 몸에는 혈관처럼 림프관이 머리끝에서 발끝까지 분포해 있는데, 림프관과 림프관 사이에 림프절이라는 조직이 있다. 림프절은 바이러스나 세균에 대항하기 위한 우리 몸의 방어물질인 림프구를 생산하고, 림프구가 면역기능을 가지고 활동할 수 있는 여건을 만들어 준다.

아주 작은 강낭콩처럼 생긴 림프절은 사람에 따라 숫자가 다른데 약 500~600개 정도 존재하고, 체액을 거르는 체와 같은 역할을 한다.

림프절의 거의 대부분이 모여 있는 곳이 몸통이다. 복부를 중심으로 복부 아래에서 하체로 갈라지는 넓적다리 부위인 서혜부와 가슴, 목, 겨드랑이 부분에 많이 모여 있다. 토르소 마사지는 우리 몸에서 림프절이 가장 많은 부위의 림프와 경락을 자극하는 마사지법이다. 한 마디로 말해서 림프순환을 좋게하는 토르소 마사지는 몸통에 집중되어 있는 림프절을 집중 케어해서 피부미용과 건강을 동시에 챙기는 마사지다.

## 2) 토르소 마사지는 면역력을 좋게 한다

현대사회는 환경뿐만 아니라 먹거리의 문제도 크다. 각종 매체에서 먹거리 방송을 참 많이 하는데, 각종 MSG를 비롯해서 인체에 이롭지 않은 재료를 듬뿍 넣어 맛을 낸다. 그런데 보기만 해도 군침이 돈다. 이상하게도 다른 건 기억이 흐릿한데 그런 먹거리에 대한 건 정확히 기억을 하고 꼭 사먹게 된다. 문제는 이런 것들이 언젠가는 몸에서 안 좋은 형태로 나타난다는 것이다.

'내가 먹는 것이 바로 나다'라는 말이 있다. 우리 몸의 문제는 꼭 먹는 것이 전부라고는 할 수 없겠지만, 요즘 20대의 복부를 마사지하다 보면 건강이 좋지 않다는 것을 알 수 있는데, 먹거리가 원인일 가능성이 크리라 생각한다. 또한 꼼짝 않고 하루 종일 컴퓨터를 만지고 같은 동작으로 몇 시간을 앉아있는 자세는 몸을 뻣뻣하게 하고 혈액이 정체되어 혈액순환을 방해한다. 게다가 서로 경쟁해야 하는 이 사회는 온갖 스트레스로 우리 몸을 병들게 한다. 이로 인해 몸의 뿌리인 복부가 막히게 되고, 막힌 복부는 여러 가지 질환을 초래하게 된다.

실제 복부의 장기들은 몸을 보호해주는 면역세포의 70~85%를 생산한다. 그런데 몸의 가장 큰 면역세포를 생산하는 곳 흉선이나 비장의 기능이 나빠지면, 우리 몸의 면역력은 급격히 떨어진다. 게다가 두발로 서서 걷는 우리는 하루하루 내장이 골반 쪽으로 처진다.

처진 장기 혹은 과식으로 인한 복부 팽만, 소화 장애 및 통증이 있을 때 토르소 마사지를 하면 장기가 재배치되기도 하고, 막혀 있던 림프관이 열려 그러한 증상들이 사리지는 경우가 많다. 즉 복부는 생명에너지와 직결된다고 할 수 있다. 혈관계와 림프계, 신경계의 중심인 복부가 건강하고 복부가 막힘 없이 모든 흐름이 원활하다면, 면역력이 증강되는 것은 물론이고, 피로감도 줄어들게 된다.

## 3) 예쁜 얼굴, 피부미인이 될 수 있다

오래전부터 목을 보면 나이를 짐작할 수 있다고 했다. 목에는 림프절과 식도, 기관지, 갑상선, 얼굴선을 예쁘게 해주는 흉쇄유돌근이 있고, 얼굴을 받쳐주는 목 측면에서 살짝 뒤쪽에 사각근이 있다.

얼굴의 모양과 피부에 직접적인 영향을 주는 목에는 우리 몸의 전체 림프절 중 차지하는 비율이 36.2%나 된다. 이곳에서 제대로 청소를 해주지 못하면 피부색이 탁해지고, 이중 턱이 되며, 각종 색소침착과 피부 트러블 및 주름진 피부를 만든다.

토르소 마사지는 이러한 부위를 꼼꼼히 풀어주어 얼굴의 윤곽을 또렷해지게 하고 브이라인이 쉽게 잡히게 한다. 또한 부기도 빠지며 혈색도 좋아진다. 특히 얼굴의 반사구인 등과 함께 만져주면 얼굴의 전체적인 윤곽을 잡아주는데 효과가 크고, 몸의 뿌리인 복부 마사지는 전체적인 혈색과 색소를 잡아주는데 탁월하다.

인체의 피부는 28일 주기로 교체된다. 매일하는 토르소 마사지는 죽은 세포가 몸속에 쌓이지 않도록 청소부 역할을 하며 피부 속까지 깨끗하게 해준다.


## 4) 여성 질환이 개선된다

요즘은 젊은 20대도 가슴 통증을 얘기한다. 또한 가슴 성형을 한 사람들이 10여 년 전보다는 확실히 많아졌다. 가슴의 보형물은 혈류의 흐름과 림프의 흐름을 방해한다. 그럼에도 불구하고 가슴 마사지를 받아야 되는 이유에 대해서는 많은 사람들이 간과하고 있다.

가슴은 한 달에도 몇 번씩 변한다. 생리 전 빵빵해졌다가 생리 후 푹 꺼지기도 하고, 입는 옷에 따라, 하는 운동에 따라 변하기도 한다. 그리고 호흡과도 큰 영향이 있어서 호흡에 따라 부풀어 오르기도 하고 꺼지기도 한다. 또한 중앙보다 살짝 왼쪽에 심장이 있어 왼쪽과 오른쪽 사이즈의 차이도 있다. 가슴을 지탱하고 있는 대흉근은 많은 일을 하는 근육 중 하나이다. 그래서 많이 막혀 있고 아프기도 하다.

토르소 마사지를 하다 보면 명치 부위가 막혀 있는 경우가 많은데, 이는 가슴에 화가 쌓인 것이며 노폐물이다. 이렇게 가슴과 명치, 그 주변의 노폐물을 겨드랑이 림프절에서 흡수한다. 이곳에 노폐물이 쌓이지 않고 잘 풀리면 가슴 통증과 갈비뼈 통증, 유방암 등을 예방할 수 있다.

또한 토르소 마사지는 복부에 집중하는데 아랫배 쪽의 림프절이 정체되어 배출이 안 되면, 자궁과 난소 등 생식기의 기능이 떨어지면서 여성 호르몬에 불균형이 온다. 이는 생리통 같은 여러 가지 질환을 초래하게 된다.

토르소 마사지는 우선 몸을 따뜻하게 만들기 때문에 여성 질환에 큰 도움이 된다. 특히 출산 후의 토르소 마사지는 오로(분만 후 자궁에서 나오는 분비물) 배출을 하는데 아주 탁월하며, 몸 안에 남아 있는 작은 찌꺼기까지 배출되어 회복이 빠르다.

## 5) 전체적으로 슬림한 효과

복부에 내장지방이 많고 독소가 가득 차 있거나 적게 먹고 운동을 하는 데도 몸의 기능이 떨어져 있으면 빠져나가야 할 노폐물이 정체되어 우리 몸은 복부비만을 시작으로 온몸이 붓는다. 이렇게 시작된 부종은 시간이 흘러 살이 되고 비만을 불러오게 된다.

토르소 마사지는 배출에 중점을 둔다. 복부를 풀어주고 그 노폐물을 목, 겨드랑이, 서혜부로 이동시켜 배출하는 시스템이다.

먼저 복부를 집중적으로 마사지해주면 장 운동 기능을 향상시켜 변비를 비롯한 장내 문제를 완화시킬 수 있다. 이렇게 되면 몸에 산소가 많아지고 순환이 보다 쉬워진다. 이렇게 혈액과 림프의 순환이 좋아지면 노폐물 배출이 쉬워져 부종에 의한 비만도 확실히 개선된다. 또한 서혜부의 림프절을 집중해 마사지하면 고여 있는 림프액이 골반을 거쳐 하체 쪽까지 흘러 노폐물이 쉽게 배출된다.

토르소 마사지는 상체 위주의 마사지이지만, 전신을 관리하는 효과가 있어 전체적인 슬리밍에 도움이 된다.

## 6) 마음의 안정, 심신이 편해진다

『동의보감』으로 우리에게 잘 알려진 허준 선생은 장청뇌청腸清腦清을 얘기했다. 바로 '장이 맑아야 뇌가 맑다'는 뜻이다. 또한 태아 발달과정 중 '뇌보다 장이 먼저'란 말도 있다. 그리고 수면을 유도하고 수명을 연장시키는 멜라토닌 또한 송과선에서 대량 분비되지만 십이지장 점막에서도 소량 분비된다.

또한 노화를 방지해주는 행복 호르몬인 세로토닌은 90% 이상을 소화기관에서 분비한다. 그런데 스트레스로 인해 마음이 힘들어지면 세로토닌 분비가 감소하고, 소화기능이 약해지면서 복부가 막히게 된다. 결국 머리도 아프고 복부도 막히게 되는 것이다. 그래서 복부를 마사지하는 것은 뇌를 편안하게 해주는 것과 같다.

토르소 마사지는 복식호흡과 함께하는데 이는 들숨과 날숨의 가스 교환이 보다 원활해진다. 이게 습관이 되면 깊은 호흡이 가능해지고, 깊은 호흡은 폐와 피부와 몸을 이완시키는 데 중요한 역할을 하며, 우리 몸에 더욱더 많은 산소를 공급해서 암도 예방할 수 있다.

복식호흡과 몸속의 노폐물을 배출하고 복부를 먼저 다스리는 토르소 마사지는 사랑의 터치이며, 정신적인 안정에 큰 도움이 된다.

# CHAPTER

# 2

## 토르소 마사지 준비

# 1. 내 몸의 주요 림프절

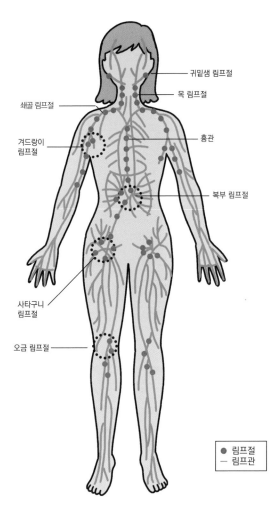

귀밑샘 림프절

목 림프절

쇄골 림프절

겨드랑이 림프절

흉관

복부 림프절

사타구니 림프절

오금 림프절

● 림프절
— 림프관

[내 몸의 주요 림프절]

## 나의 림프순환 체크하기

1. 자고 일어나면 부기가 빠지지 않는다.

2. 잘 맞던 신발이 꽉 낀다.

3. 피부가 거칠고 단단하다.

4. 피부를 누르면 금방 되돌아오지 않는다.

5. 겨드랑이 안쪽이 툭 튀어나와 있거나 단단하다.

6. 가슴 쪽이나 겨드랑이가 찌릿하거나 콕콕 쑤신다.

7. 팔다리가 저리다.

8. 귀가 멍멍하거나 통증 이명이 생겼다.

9. 얼굴이 유난히 붓는다.

10. 목이 갑자기 비대해졌다.

11. 어깨가 결린다.

12. 다리에 부종이 생겼다.

13. 팔다리가 무겁게 느껴진다.

14. 복부가 차갑다.

15. 턱살이 처지고 이중 턱이 되었다.

16. 운동을 하고 적게 먹어도 살이 빠지지 않는다.

17. 피부에 염증이 자주 생긴다.

18. 어느 한 부위가 시리다.

19. 소화가 잘 안 된다.

20. 쇄골이 안 보인다.

위 항목 중 3개만 해당되어도 림프순환이나 혈액순환에 문제가 있다. 토르소 마사지를 매일 실천해서 림프 건강을 되돌리자!

# 2. 마사지 워밍업

## 1) 마사지 도구

### (1) 약손 만들기

손가락 하나에 40kg의 무게를 들 힘이 있다고도 하고, 오래전부터 "병에는 손을 쓴다"는 말이 있다. 그만큼 손에서 나오는 치유 에너지는 생각보다 크다. 따뜻하고 온기 가득한 손은 근육을 이완시키는 효과가 있다. 마사지 전에는 손을 깨끗이 씻고 양 손바닥을 비비거나 손뼉을 쳐서 손을 따뜻하게 만든다. 양 손바닥을 3cm 가량 띄워 열감과 함께 정전기를 느낀다면 약손을 만든 것이다. 이렇게 준비가 되었을 때 마사지를 시행한다.

### (2) 폼롤러

폼롤러는 부드러운 소재부터 딱딱한 재질, 돌기형까지 다양하고 길이도 제각각이다. 이 폼롤러는 어렵지 않게 사용할 수 있는 도구이기는 하지만, 처음에는 부드러운 소재를 사용하고 조금 더 강도를 높일 때는 딱딱한 소재를 이용하는 것이 좋다. 특히 토르소 마사지에서는 EVA 소재로 된 90cm 가량의 부드러운 폼롤러

로도 충분한 마사지 효과를 누릴 수 있다.


## (3) 아로마 오일

아로마는 흡입만으로도 여러 질병을 예방하고 면역력을 증강시킨다. 이미 영국 옥스퍼드병원 병동에서는 아로마 테라피를 도입하여 많은 성과를 올리고 있고, 일본을 비롯한 유럽의 여러 국가에서도 아로마를 병원에서 처방하는 곳이 많다. 아로마는 마사지, 도포, 흡입, 습포, 목욕, 족욕 등 다양한 방법이 있는데 흡입을 하는 것이 가장 효과가 크다. 토르소 마사지를 할 때는 먼저 아로마 향기를 흡입하고 시작하자.

아래의 오일을 참고하여 필요한 곳에 잘 적용하면 효과를 배가시킬 수 있다.


▶아로마 적용

· 위염, 소화불량 : 버가못, 캐모마일, 시나몬, 진저, 레몬그라스, 페퍼민트, 로즈메리, 마조람, 일랑일랑
· 감기 : 유칼립투스, 프랑킨세스, 진저, 레몬, 페퍼민트, 티트리, 오렌지, 라벤더, 로즈우드
· 부종 : 시더우드, 사이프러스, 제라늄, 그레이프프루트, 쥬니퍼베

리, 오렌지, 로즈메리, 파인

· 스트레스 : 클라라세이지, 제라늄, 라벤더, 일랑일랑, 캐모마일, 페

　　　　퍼민트, 로즈, 네롤리, 샌들우드, 오렌지, 바질, 로즈메

　　　　리, 레몬그라스

· 생리 : 캐모마일, 사이프러스, 자스민, 라벤더, 마조람, 로즈, 클

　　　　라라세이지

· 설사 : 시나몬, 페퍼민트, 로만카모마일, 라벤더, 바질

· 근육통 : 유칼립투스, 진저, 라벤더, 마조람, 네롤리, 페퍼민트,

　　　　로즈메리, 사이프러스

· 면역 : 유칼립투스, 레몬, 페퍼민트, 티트리

· 셀룰라이트 : 제라늄, 그레이프프르트, 쥬니퍼베리, 레몬, 오렌

　　　　지, 사이프러스

· 두통 : 제라늄, 라벤더, 페퍼민트, 로즈메리, 레몬그라스, 캐모마일

· 출산 후 : 자스민, 로즈

· 변비 : 마조람, 오렌지

· 설사 : 네롤리, 오렌지, 페퍼민트, 진저, 캐모마일, 유칼립투스

· 자궁질환 : 로즈, 티트리, 클라라세이지, 제라늄, 사이프러스

· 피로할 땐 : 바질, 레몬, 로즈메리

· 불면증 : 라벤더, 마조람, 네롤리

· 하체, 좌골신경통 : 라벤더, 캐모마일, 로즈메리, 클라라세이지

· 변비 : 로즈메리, 마조람

## 2) 마사지 전 주의 사항

마사지를 시작할 때는 가장 편안한 자세로 하는 것이 좋은데, 음악을 들으며 하는 것은 치유 효과도 높이고 마음의 안정을 주어 한결 좋다. 또한 눈이 피로하지 않게 적당한 조명, 쾌적한 온도, 면 소재의 편안한 옷을 입는 것이 좋고, 화장실을 다녀온 후 시작한다.

마사지를 받는 도중 어지럽거나 속이 메스꺼워질 수 있는데, 이는 복부에 쌓여있는 노폐물이 빠지면서 나타나는 증상일 수 있다. 이럴 때는 잠시 쉬었다가 다시 진행한다. 어떤 경우에는 마사지 후에 구토가 일어날 수 있고, 피곤하고 잠이 쏟아질 수 있다. 또한 누런 냉이 나올 수도 있고, 변의 양이 많아질 수도 있다. 이는 몸에서 독소가 빠져나가고 새로운 에너지를 얻는 과정에서 변화가 일어나는 현상이다.

마사지가 끝난 후에는 창문을 열어 환기를 시킨 후 안정을 취하며 잠시 쉬는 것이 좋다. 하지만 심한 피로, 음주 후 상처가 있을 때나 열이 날 때는 마사지를 피하고, 임신 초기에는 아주 가볍게 시행한다. 또한 종양이나 궤양, 피부병이 있을 때는 직접 환부를 만지는 것은 조심해야 하며 피임기구, 인조 장기와 같은 몸의 보형물이 있을 때에도 그 부위는 피하는 게 좋다.

## (1) 식사

토르소 마사지는 공복 상태에서 하기를 권장한다. 통상 음식물이 소화되는 시간은 과일이나 채소를 제외하면 평균 4시간 정도인데, 몸속에 음식물이 소화되지 않은 채로 마사지를 하면 깊이 자극하기가 힘들다. 또한 누워있는 자체도 거북하고 간혹 구토 증상이나 부종을 일으킬 수도 있다. 그래서 충분히 소화시킨 다음 마사지를 하는 것이 좋다.

과일이나 채소 등 소화가 잘되는 음식을 먹었을 경우에는 식후 1시간 후에 복부 마사지를 하는 것이 좋고, 육류나 밀가루 등 소화가 잘 안 되는 음식을 먹었을 경우에는 3시간 후에 마사지를 하는 게 좋다. 그런데 소화력이 떨어져 있는 상태나 위장에 문제가 있는 경우는 5시간 후 충분히 소화가 되었을 때 마사지를 하는 것이 좋다. 특히 12시간 이상의 공복 후 마사지를 하는 것은 다이어트에도 효과가 크며, 숙변을 제거하는 데도 아주 효과적이다. 중요한 건 식사 시 최소 50번 이상 씹어 먹는 것이 좋으며 평상시 과일이나 채소 등 식물성 위주의 식단을 권장한다.


## (2) 물 마시는 법

마사지 전에는 물을 충분히 마셔주는 것이 좋다. 아침에 일어나면 물 2~3잔, 식사 30분 전 물 1잔, 식후 2시간 30분 후에는 물을 충분히 마셔주는데 하루 2리터 이상의 물을 권장한다. 혹시 설사를 한다거나 몸이 차가울 때는 몸에 열을 내는 운동을 하고 나서 물을 마시는 것이 좋다. 물은 음식물을 용해시키며 가장 중요한 혈액을 묽게 하고 잘 운반시킨다.

이럴 때 마사지를 하면 노폐물 배출이 쉬워지는 데 특히 마사지 직전과 후에는 따뜻한 물 200ml 한 잔을 5회에 걸쳐 나누어 마신다. 이는 몸을 따뜻하게 하며 림프액의 농도가 옅어지게 되어 마사지의 효과를 극대화할 수 있다. 혹시나 마사지 도중 소변을 보게 된다면 노폐물을 걸러주는 것이니 안심해도 된다. 마사지가 끝난 후에는 바로 일어나는 것보다 5분 이상 안정을 취한 후 일어나는 것이 좋다.

# 3. 반신욕

반신욕은 상체와 하체의 불균형한 온도를 바로잡아 냉기를 없애주고 혈액순환을 원활하게 해준다. 우리 몸은 중력의 힘으로 하체에 더 많은 영향을 준다. 그래서 몸이 피곤한 날은 다리가 더 무겁고 부종도 심할 수 있다. 순환이 안 되니 하체의 온도는 더 떨어진다. 이로 인해 전체적인 체온은 내려가고, 냉기는 우리 몸에 많은 질병을 일으킨다.

우리가 힘들이지 않고 할 수 있는 반신욕은 몸의 근육을 이완시키고 땀과 함께 노폐물을 배출시키며 지방을 분해시킨다. 또한 부종이 감소하고 혈관이 열리면서 혈액이 부드럽게 되니 혈압도 내려주고 치질이나 여성 질환, 감기, 소화기가 안 좋을 때도 효능을 보이고 아토피나 피부질환에도 효과적이다. 임신 중이나 출산 후에도 심신의 안정과 노폐물 배출에 도움이 된다.

입욕제의 종류로는 아로마, 쑥, 생강, 솔잎, 모과 등 다양한데 이것들을 사용하면 효과를 배가할 수 있다. 만약 살을 빼고 싶다면 반신욕 후 토르소 마사지를 진행하면 많은 도움이 된다.

## 반신욕하는 방법

땀 배출을 유도하기 위해 반신욕 전에 미지근한 물 한 잔을 마신다. 중간에 목이 마르면 수시로 마셔도 좋다. 욕실 온도는 22℃~24℃가 적당하고, 물의 온도는 체온보다 약간 높은 38℃~40℃ 정도의 미지근한 물에 명치 아래까지만 몸을 담그고 어깨나 팔은 물속에 넣지 않는다. 시간은 20~30분 정도가 적당하고 하루에 몇 번을 해도 좋다.

단, 몸에 기운이 없거나 피곤할 때는 입욕 시간을 줄이고 온도를 낮춘다. 반신욕 중간에 가슴이 답답하거나 어지러우면 반신욕을 멈추고 다음날 하는 것이 좋다. 식사 직후나 알코올 섭취 시에도 피하고, 반신욕 후에는 상체보다 하체를 더 따뜻하게 입고 헐렁한 면 소재의 옷을 입는 것이 좋다.

# 4. 복식호흡

복식호흡은 복부를 이용하는 호흡으로 옆구리 간근의 수축작용을 통해 갈비뼈를 들어 올려 공기를 폐 속으로 보내면서 복부가 함께 부풀려지는 방법이다. 이 호흡법은 숨을 깊고 길게 들이마시고 다시 조금씩 천천히 내뱉는 호흡법으로써, 심신안정을 도와주고 폐활량이 늘어나 심폐 기능을 향상시킨다.

또한 산소 공급이 많아져 다양한 질환을 예방하며 혈관이 이완되면서 혈압이 내려가기도 한다. 가장 중요한 것은 복부의 힘이 상승되어 장기의 혈액순환이 원활해져 토르소 마사지와 함께 진행하면 장기 기능이 강화되고 머리가 맑아지면서 면역력이 좋아진다.

**복식호흡법**

편안한 자세로 코로 숨을 들이마실 때는 배가 부풀어 오르게하고 숨을 3초간 멈춘다. 숨을 내쉴 때는 배를 천천히 집어넣는다. 이때 어깨와 가슴이 올라가면 안 되고 배에 손을 얹고 배가올라가는 것을 느낀다. 숨을 내쉴 때도 손으로 느끼면서 배가 꺼질 정도로 숨을 길게 내쉰다. 이때 숨을 들이마실 때보다 내쉴 때

길게 하는 것이 중요하다.

　토르소 마사지와 함께 진행할 때에는 맨 처음 한 번은 숨을 코로 들이마셨다가 입으로 후우~ 하고 천천히 내쉬고, 다음 동작 시 코로 내쉰다. 같은 동작을 수시로 연습하고, 처음에는 1분에 8회 정도하고, 익숙해지면 1분에 4~5회 정도로 숨을 들이마시고 내쉬는 시간을 조금씩 연장한다. 하루에 세 번, 한 번에 3분 정도만 해도 몸이 가벼워지는 걸 느낄 수 있다.

# 5. 찜질하기

## (1) 온찜질

근육이 뭉쳐있거나 오십견으로 인해 팔을 들어 올리지 못할 때, 관절염, 요통, 어깨 결림, 디스크, 만성 통증 등으로 혈액순환이 되지 않고 통증이 있을 때 온찜질을 해주면 혈관을 확장시켜 혈액순환을 촉진해 근육을 풀어주고 통증을 완화시킨다.

찜질의 온도는 40℃가 적당하고 찜질 시간은 5~10분으로 한다. 찜질한 후 약 10분 정도 쉬었다가 피부가 정상화되면 다시 해주고 같은 방법으로 수차례 반복한다.

토르소 마사지를 시작하기 전에 통증이 있는 부위에 온찜질을 해주면 더 큰 효과를 볼 수 있다. 온찜질은 핫팩을 사용해도 좋고, 수건을 뜨거운 물속에 담갔다가 꽉 짜서 비닐 팩에 넣어 사용해도 무방하다.

## (2) 냉찜질

순간적인 충격으로 인해 근육이나 뼈, 관절, 인대에 손상을 입었을 때나, 수술 직후 피부에 알레르기나 부종, 열이 나는 경우, 출혈이나 화상, 아토피의 가려움증에도 냉찜질을 해주면 혈관을 수축시켜 통증과 출혈을 완화시키고 부종이 빨리 가라앉는다.

냉찜질은 1회에 3~7분 정도가 적당하고, 5분 정도 쉬었다가 다시 하기를 반복한다. 냉찜질은 얼음주머니나 타올을 차가운 물에 담갔다가 비닐 팩에 넣어 사용한다.

# CHAPTER 3

## 토르소 마사지
## 실전 테크닉

▶ 마사지 강도 표시

1단계 : ● 누르는 느낌이 살짝 들 정도로 부드럽게
2단계 : ●● 약간 압력이 느껴질 정도
3단계 : ●●● 보통의 압으로 누른다
4단계 : ●●●●강한 압이 느껴지게
5단계 : ●●●●● 아주 강하게

# 1. 토르소 마사지 전개도

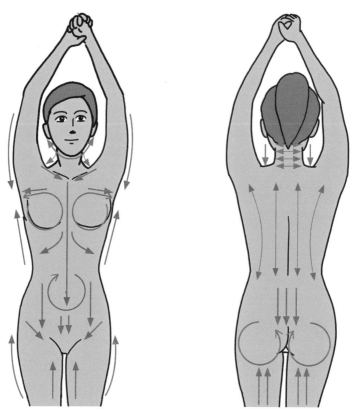

[전체적인 마사지 도면]

# 2. 예쁜 얼굴을 만들어 주는 토르소 마사지

## 1_ 피부톤 업

피부가 밝고 맑으면 나이보다 어려 보이고 건강해 보인다. 반대로 칙칙하고 어두우면 실제 나이보다 조숙해 보이고 피곤해 보이기까지 한다. 이는 림프순환이 잘 안 되는 관계로 노폐물 배출이 어려워 몸속이 독소로 가득한 상태이기 때문이다. 우리 몸속의 상태는 대부분이 피부에 그대로 드러난다.

불규칙한 생활습관을 고치고, 물을 자주 마시는 습관을 들이며, 일찍 잠자리에 들고, 깊은 호흡을 하는 것이 아주 중요하다. 이와 함께 마사지를 병행하면 숙변 제거에 도움이 되고, 몸속을 청소하게 되어 피부가 밝고 맑아진다.

마사지 부위 : 목, 복부

준비물 : 아로마 오일

소요 시간 : 약 5분~10분

마사지 횟수 : 매일 아침, 수시로

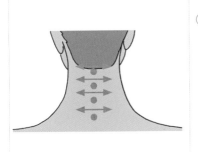

① 뒷목 위 중간 헤어라인이 끝나는 지점의 움푹 들어간 곳에서 시작하여, 양쪽으로 손가락 한 마디 떨어진 부위를 네 손가락을 이용해서 목이 끝나는 지점까지 양옆으로 왔다 갔다 한다. 같은 동작을 5회 반복한다. (강도: ●●●●)

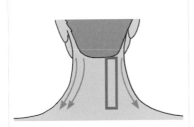

② 목 중앙 뼈에서 손가락 한 마디 옆을, 네 손가락을 이용하여 목 측면 전체를 윗목에서 목이 끝나는 지점까지 천천히 쓸어내린다. 같은 동작을 5회 반복하며 반대편도 같은 방법으로 실시한다. 이 과정을 거치는 동안 순환이 되어 얼굴이 살짝 붉어질 수 있다. (강도: ●●)

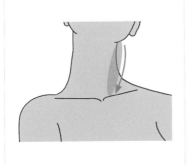

③ 오른손 네 손가락을 이용하여 흉쇄유돌근을 따라 아래 방향으로 느리고 부드럽게 내려준다. 같은 동작을 10회 반복하며 반대편도 같은 방법으로 실시한다. (강도: ●)

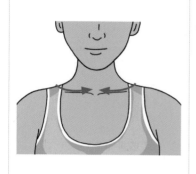

④ 쇄골 어깨 끝 움푹 들어간 곳에서 시작하여 쇄골 안쪽 목 중앙 움푹 들어간 곳까지 천천히 부드럽게 내려준다. 같은 동작을 10회 반복해준다. 이 과정을 거치는 동안 얼굴과 목의 노폐물이 배출된다. (강도: ●)

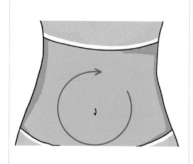

⑤ 양 손바닥을 포개어 시계 방향으로 큰 원을 그려준다. 같은 동작을 10회 반복한다. (강도: ●●)

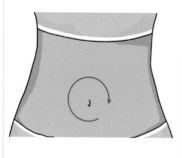

⑥ 양 손바닥을 포개어 배꼽 주위를 시계 방향으로 작은 원을 그려준다. 같은 동작을 10회 반복한다. (강도: ●●●)

## 2_ 이중 턱 없애기

이중 턱이 생기는 원인은 목 부위에 피하지방이 쌓이거나 몸 전체가 비만이 되어 무게를 감당 못해 처질 수 있고, 얼굴에 보형물이 들어있거나 이물질이 있는 경우에도 림프의 흐름을 방해해 막힐 수 있다. 무엇보다 가장 영향을 미치는 것은 혈액순환이 원활하지 않아 턱과 목, 귀 뒤쪽의 림프절이 막혀 노폐물이 배출이 안 될 때 이중 턱이 생긴다.

평상시 자주 목 스트레칭을 해주는 것이 중요하고, 야식을 먹는 습관, 턱을 괴는 습관, 엎드려 자는 습관, 너무 높거나 낮은 베개를 베는 것도 원인이 될 수 있다.

나이가 들면서 신체 기능은 쇠퇴한다. 평소에 호흡을 길게 하고 '물 마시며 걷기', '물구나무서기', 정면을 향하고 턱을 살짝 몸쪽으로 당기는 바른 자세와 얼굴 표정을 밝게하는 것이 중요하다. 그리고 목과 복부 마사지를 수시로 해주면 이중 턱은 예방된다.

마사지 부위 : 목, 복부

준비물 : 아로마 오일

소요 시간 : 약 5분~10분

마사지 횟수 : 매일 아침저녁, 세수할 때

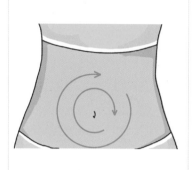

① 양 손바닥을 포개어 시계 방향으로 큰 원, 작은 원을 번갈아 가며 그려준다. 같은 동작을 10회 반복한다. (강도: ●●)

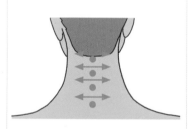

② 뒷목 위 중간 헤어라인이 끝나는 지점의 움푹 들어간 곳에서 시작하여, 양쪽으로 손가락 한 마디 떨어진 부위를 네 손가락을 이용해서 목이 끝나는 지점까지 양옆으로 왔다 갔다 한다. 같은 동작을 5회 반복한다. (강도: ●●●●)

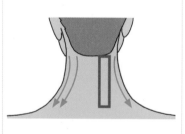

③ 헤어라인이 끝나는 지점의 목 중앙 뼈에서 손가락 한 마디 옆을 네 손가락을 이용하여 목 측면 전체를 윗목에서 목이 끝나는 지점까지 천천히 쓸어내린다. 같은 동작을 5회 반복하며 반대편도 같은 방법으로 실시한다. (강도: ●●)

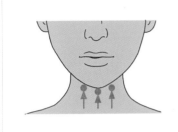

④ 양손 엄지손가락을 모아 턱 밑을 받치고, 얼굴을 들어주듯이 3초간 위로 올려준다. 같은 동작을 양옆 1cm 정도 이동하여 동일하게 해준다. 같은 동작을 5회 반복한다. (강도: ●●●●)

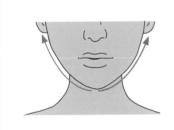

⑤ 양손 엄지손가락을 세워 턱 밑에 대고, 턱선을 따라 바깥쪽으로 양쪽 귀 뒤까지 올려준다. 같은 동작을 10회 반복한다. 이때 정체된 노폐물로 인하여 턱에서 소리가 나기도 한다. (강도: ●●●●)

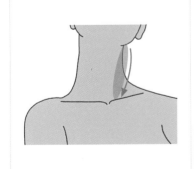

⑥ 오른손 네 손가락을 이용하여 흉쇄유돌근을 아래 방향으로 느리고 부드럽게 내려준다. 같은 동작을 10회 반복하며 반대편도 같은 방법으로 실시한다. (강도: ●)

# 3_ 갸름한 턱선 만들기

얼굴의 넓이는 등의 넓이와 비례하기도 하는데, 태어날 때부터 턱뼈 자체가 발달되어 있는 경우도 있고, 후천적으로 교근과 측두근이 굳고 목과 어깨 근육의 경직으로 턱선이 무너지기도 한다. 특히 턱과 귀 뒤쪽 목에 있는 림프가 막히면 얼굴의 혈액순환이 잘되지 않아 얼굴형이 둔탁해지는데, 귀 뒤와 목에 있는 림프절을 잘 풀어주면 목으로 흐르는 림프 흐름이 좋아지면서 턱선에 고인 노폐물이 빠져나간다.

평상시 딱딱하고 질긴 음식, 짠 음식, 잠잘 때 이를 가는 습관, 턱을 괴는 습관, 너무 낮은 베개를 베는 습관, 과식, 폭식하는 습관을 바꾸고 매일 마사지를 해주면 갸름한 턱선을 만들 수 있다.

마사지 부위 : 등, 목, 어깨, 턱선, 쇄골

준비물 : 아로마 오일, 폼롤러

소요 시간 : 약 10분~15분

마사지 횟수 : 매일 아침저녁

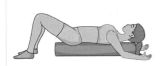
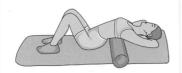

① 폼롤러 끝에 앉아 엉덩이, 허리, 등 순서로 폼롤러와 일자가 되게 누워 척추를 중심으로 좌우 롤링해주고, 가로로 누워 엉덩이, 허리, 등 순서로 롤링해준다. 같은 동작을 10회 반복한다.

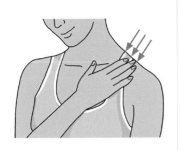

② 솟아오른 승모근에 손끝을 모아 앞으로 당긴다는 느낌으로 5초간 눌러준다. 같은 동작을 5회 이상 반복하고 반대편도 같은 방법으로 실시한다.
(강도: ●●●●)

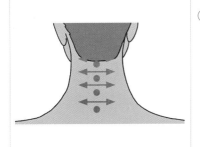

③ 뒷목 위 중간 헤어라인이 끝나는 지점의 움푹 들어간 곳에서 시작하여, 양쪽으로 손가락 한 마디 떨어진 부위를 네 손가락을 이용해서 목이 끝나는 지점까지 양옆으로 왔다 갔다 한다. 같은 동작을 5회 반복한다. (강도: ●●●●)

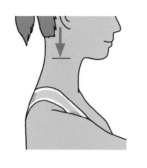

④ 귀 뒤쪽 툭 튀어나온 곳에서 시작하여 직선으로 귀 끝에서 4cm 내려온 지점을 네 손가락을 이용하여 내려준다. 같은 동작을 10회 반복하며, 반대편도 같은 방법으로 실시한다. (강도: ●●)

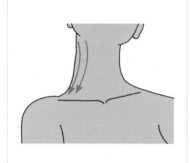

⑤ 고개를 옆으로 45도 젖힌 후 손끝을 귀 뒤에 대고 목선을 따라 아래 방향으로 쇄골까지 느린 속도로 쓸어내린다. 목 측면을 해준다는 생각으로 반대편도 동일하게 해준다. 같은 동작을 10회 이상 반복한다. 얼굴형을 잡아주는 중요한 곳이니 충분히 마사지 해준다. (강도: ●●)

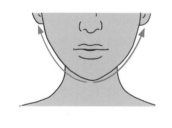

⑥ 양손 엄지손가락을 세워 턱 밑에 대고 턱선을 따라 바깥쪽으로 양쪽 귀 뒤쪽까지 올려준다. 같은 동작을 10회 반복한다. (강도: ●●●●)

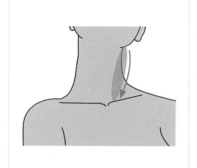

⑦ 오른손 네 손가락을 이용하여 흉쇄유돌근을 아래 방향으로 느리고 부드럽게 내려준다. 같은 동작을 10회 반복하며 반대편도 같은 방법으로 실시한다. 이때 아래쪽으로 늘린다는 생각으로 해준다. (강도: ●)

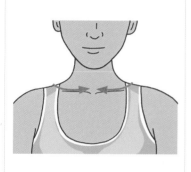

⑧ 양손 검지와 중지를 사용해 움푹 파인 쇄골 위에서 쇄골 아래 목 중간 움푹 파인 곳까지 피부를 끌어당기듯이 천천히 부드럽게 내려준다. 같은 동작을 5회 반복한다. (강도: ●)

# 4_ 목주름 다림질

목은 피부가 유난히 얇고 피지선과 땀샘이 적어 다른 부위에 비해 건조한 편이라 주름이 생기기 쉽다. 따라서 지속적인 관리가 필요하다.

목주름이 생기는 이유는 다양하지만 크게 선천적인 이유와 후천적인 이유로 나눌수 있다. 먼저 선천적인 이유로는 유전적 요소가 있는데, 태어날 때 생긴 주름이 성인이 되어도 없어지지 않는 경우이다. 그리고 후천적인 요인으로는 턱관절로 인해 한쪽 방향으로 치우치거나 정상적인 목이 '일자목'과 '거북목'으로 변형되면서 목주름이 생길 수 있다. 또한 살이 쪄서 턱 주위의 살이 늘어져도 주름이 생긴다.

가장 중요한 것은 목 림프절에서 노폐물 배출이 제대로 되지 않아 많은 주름을 유발하는 경우다. 그리고 피부 노화로 인해 피부가 얇아지고 탄력이 떨어져도 주름이 생길 수 있다.

평상시 잘못된 자세로 장시간 스마트폰을 보거나 높은 베개는 피하고, 굵은 목걸이도 하지 않는 게 좋다. 목도 얼굴과 함께 보습제와 자외선 차단제를 발라주고 수시로 목을 늘려주는 스트레칭과 마사지를 병행하면 목주름이 예방되고 펴질 수 있다.

마사지 부위 : 목

준비물 : 아로마 오일

소요 시간 : 약 5분~10분

마사지 횟수 : 매일 아침저녁, 수시로

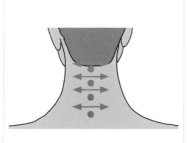

① 뒷목 위 중간 헤어라인이 끝나는 지점의 움푹 들어간 곳에서 시작하여, 양쪽으로 손가락 한 마디 떨어진 부위를 네 손가락을 이용해서 목이 끝나는 지점까지 양옆으로 왔다 갔다 한다. 같은 동작을 5회 반복한다. (강도: ●●●)

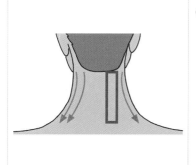

② 헤어라인이 끝나는 지점의 목을 앞으로 45도 숙인 후 목 중앙 뼈에서 손가락 한 마디 옆을 네 손가락을 이용하여 목 측면 전체를 윗목에서 목이 끝나는 지점까지 천천히 쓸어내린다. 같은 동작을 5회 반복하며 반대편도 같은 방법으로 실시한다. (강도: ●●●)

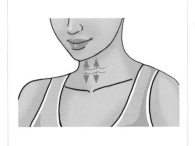

③ 주름이 있는 부위를 양손 엄지와 검지를 이용하여 잡고 위아래로 한 부위당 3초간 살짝 늘려준다. 이때는 주름을 펴준다는 느낌으로 부드럽게 진행해야 한다. 같은 동작을 5회 반복한다. (강도: ●●)

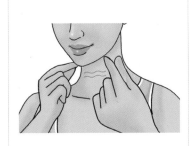

④ 주름이 있는 부위를 엄지와 검지를 이용하여 꼬집듯이 3초간 들었다 났다 한다. 이때는 속에 있는 걸 꺼낸다는 생각으로 깊숙이 들어갔다 나오는 느낌으로 한다. 같은 동작을 5회 반복한다.
(강도: ●●●)

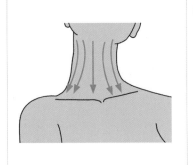

⑤ 고개를 45도 뒤 옆으로 젖힌 후 손끝을 귀 뒤쪽에 대고 목선을 따라 아래 방향으로 쇄골까지 부드럽게 느린 속도로 쓸어내린다. 손을 앞목 쪽으로 이동하여 촘촘히 목 전체를 실시한다. 반대편도 동일하게 해준다. 같은 동작을 10회 반복한다.
(강도: ●)

# 5_ 가늘고 긴 목 만들기

목은 신체에서 매우 중요하고 림프가 많은 부위이다. 건강과 더불어 미용까지 고려되는 곳이라 평상시 관리가 아주 중요하다. 이곳은 스트레스가 많이 쌓이거나 긴장하면 어깨와 함께 굳는다. 그러면 어깨 근육이 과도하게 경직되면서 어깨는 올라가고, 턱은 처지며, 흉쇄유돌근은 막힌다. 이로 인해 목이 더 굵어진다. 또한 피로로 인해 갑상선 주변이 부어오르거나 비대해지면 전반적으로 목이 더 굵어 보인다.

평상시 어깨 근육과 흉쇄유돌근을 잘 풀어주고 목을 내미는 자세, 베개를 높게 베는 습관, 목에 힘을 주는 습관, 스마트폰과 컴퓨터에 한 자세로 오랜시간 고정시키고 있는 잘못된 자세를 고친다.

목을 늘려주는 스트레칭과 함께 쇄골과 목에 있는 노폐물이 잘 빠져나갈 수 있도록 마사지해 주면 올라와 있던 어깨는 내려가고 목은 가늘고 길어진다.

마사지 부위 : 목, 쇄골, 어깨

준비물 : 아로마 오일

소요 시간 : 약 5분~10분

마사지 횟수 : 매일 아침저녁, 수시로

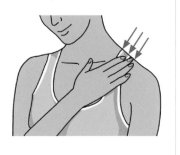

① 솟아오른 승모근에 손끝을 모아 앞으로 당긴다는 느낌으로 5초간 눌러준다. 같은 동작을 5회 이상 반복하고 반대편도 같은 방법으로 실시한다.
(강도: ●●●●)

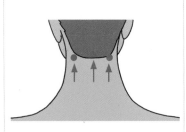

② 뒷목 중앙 헤어라인 끝나는 지점의 움푹 파인 곳을 양손 네 손가락을 이용하여 위로 들어 올리듯이 5초간 눌러준 후 양옆으로 이동하여 움푹 파인 곳에도 동일하게 눌러준다. 같은 동작을 5회 반복한다.
(강도: ●●●●)

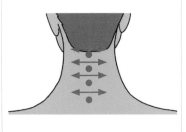

③ 뒷목 위 중간 헤어라인이 끝나는 지점의 움푹 들어간 곳에서 시작하여, 양쪽으로 손가락 한 마디 떨어진 부위를 네 손가락을 이용해서 목이 끝나는 지점까지 양옆으로 왔다 갔다 한다. 같은 동작을 5회 반복한다. (강도: ●●●●)

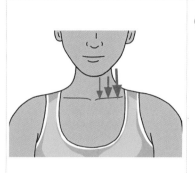

④ 엄지를 제외한 네 손가락의 중간 마디를 이용하여 목 뒤부터 시작하여 쇄골 위 움푹 파인 곳까지 쓸어내리듯 아래 방향으로 천천히 부드럽게 내려준다. 목 전체를 쇄골 쪽으로 늘린다는 생각으로 한다. 같은 동작을 5회 반복하며 반대편도 같은 방법으로 실시한다. (강도: ●●)

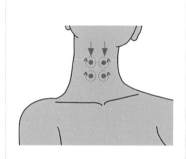

⑤ 엄지와 네 손가락을 이용하여 앞 목뼈 중앙 갑상선 주위를 살짝 누르듯 돌려가며 풀어준다. 같은 동작을 5회 반복한다. (강도: ●●)

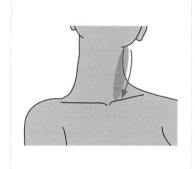

⑥ 오른손 네 손가락을 이용하여 흉쇄유돌근을 아래 방향으로 느리고 부드럽게 내려준다. 같은 동작을 10회 반복하며 반대편도 같은 방법으로 실시한다. (강도: ●)

목이 가늘어졌어요

　대부분의 사람들이 목과 얼굴의 사이즈 차이가 있는데 저는 목
이 너무 굵고 짧아서 얼굴이랑 차이가 없었어요. 그런데 이걸 인지
하지 못하고 그냥 다 그런가 보다 하고 살았죠. 그런데 대학원 졸
업 논문을 쓰는데 친구들이 목 얘기를 자꾸 하면서, 목 굵기와 얼
굴 사이즈가 비슷하다면서 처음 만났을 때보다 지금이 더 심해진
것 같다고 얘기하는 거예요. 그런데 최근에 저도 그걸 느꼈어요.

　목이 딱히 아프거나 하진 않은데 목이 더 짧고, 굵고, 얼굴도 조
금 커진 거 같고 그래서 무엇이 문제일까 검색하다가 림프가 원인
이라는 걸 알게 되었어요. 그제야 나의 문제를 알고 '이영숙테라
피'를 방문하게 되었습니다.

　원장님께서는 목에 큰 림프절이 있는데 그 길이 막혀 있다고 하
셨어요. 그래서 어깨 근육이 뭉쳐서 위로 솟아 올라와 흉쇄유돌근
이 막히면서, 이 무게로 인해 얼굴이 밑으로 내려앉다 보니 목은
굵어지고 더 짧아 보인다고 하셨어요. 이렇게 목이 짧고 굵어지면
얼굴은 똑같이 따라가는 거라고도 하셨어요. 그러면서 원인은 복
부 내 위장의 소화 기능이 문제이고, 목에서 림프절이 막혀 그 길
을 제대로 통과하지 못해 쌓여있는 거라고 하셨어요. 그래서 목 림

프절이 막혀 있으면 두경부와 얼굴의 노화, 목주름 등 여러 가지 문제가 발생한다면서 목 마사지가 왜 필요한지를 조목조목 알려주셨어요. 그리고 최근에 심한 스트레스 받은 적이 있었냐고 물어보시는 거예요.

사실 실험 논문으로 밤낮없이 관찰하느라 잠도 잘 못 자서 피곤한 나날을 보내고 있었고, 뭔가 강박관념에 스트레스가 이만저만이 아니었어요. 가끔 머리도 아프고 어지럽기도 했는데 원인이 복부랑 목 림프에 있었다고 하니, 이제라도 원인을 알아서 다행이다 싶었죠. 그리고 나서 주 2회 토르소 마사지를 받았어요.

복부랑 목 림프절 위주로 받았는데 살면서 한 번도 느껴보지 못한 가벼움이라고 해야 할까? 복부랑 목이랑 무슨 상관관계가 있을까 생각했는데 복부가 가벼워지면서 목이 하루가 다르게 가늘어졌어요. 목이 가늘어지니 길어 보이고, 제 스스로 여자인 거 같은 기분, 예전엔 느껴보지 못한 자신감도 생기고 성형수술을 받은 것도 아닌데 뭔가 손을 댄 듯한 기분, 그래서 사람들이 성형수술을 받나 싶기도 했죠.

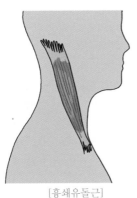

[흉쇄유돌근]

더 놀라운 건 피부관리를 받은 것도 아닌데 얼굴에 무슨 짓을 했냐고 묻는 친구들도 있었어요. 그리고 혼자서 할 수 있는 홈케어도 가르쳐 주셨는데 손이 놀고 있을 때는 나도 모르게 목으로 손이 가더라고요. 이렇게 10회도 하기 전에 내 목은 가늘어지고 길어졌는데 이게 진짜 리얼 내 목이었어요. 그간 내 목은 부어서 짧아 보였던 거죠.

목 하나로 나의 이미지가 많이 바뀌었어요. 전에는 체중이 많이 나가는 것도 아니었는데 어딘지 모르게 뚱뚱해 보이고 둔탁해 보였어요. 하지만 지금은 꽤 세련돼 보여요. 누가 봐도 달라 보일 정도로…. 시술 받은 것이 아니라서 부작용도 하나 없고, 몸은 가벼워지고 목은 길어졌어요.

이젠 예전으로 돌아가고 싶지 않아요. 어느새 나의 손은 자석처럼 목에 붙어있어요. 장소와 상관없이 늘 마사지를 하고 있거든요.

# 6_ 처진 얼굴 UP! UP!

동안 얼굴을 갖고 싶은 것은 누구나의 염원이다. 얼굴 피부가 처지는 원인은 중력의 영향과 함께 노화와 피로, 스트레스, 온몸의 기혈 순환과 영향이 있다. 등 근육이 굳어서 변형이 오거나 가슴이 처지면 함께 처지기도 한다.

또한, 복부 상태와도 관련이 있어서 위장 기능이 안 좋으면 먹는 것들이 제대로 영향을 발휘하지 못해 탄력이 없어지기도 한다. 일단 얼굴이 처지면 피곤해 보이고 근심 걱정이 많아 보인다. 이는 첫인상에 중요한 영향을 끼친다.

얼굴 피부의 처짐을 방지하기 위해서는 일단 긍정적인 사고를 갖고, 피로를 느낄 정도의 강도 높은 노동은 피하는 게 좋다. 그리고 적당한 근력운동을 해서 몸을 유연하게 만들고, 몸속 건강을 위해 먹거리에 신경써야 한다. 높은 베개를 베지 말고, 충분한 수면과 물을 자주 마시고, 수시로 목 마사지를 해주는 습관이 중요하다. 할 수만 있다면 '물구나무서기'를 하는 것도 좋다.

저녁식사는 일찍 간소하게 하고, 4시간 정도 지나 소화가 끝날 무렵 취침한다.

마사지 부위 : 등, 복부, 어깨, 목, 턱

준비물 : 아로마 오일, 폼롤러

소요 시간 : 약 15분~20분

마사지 횟수 : 매일 아침저녁, 수시로

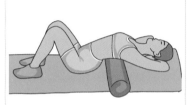

① 두 손을 깍지를 껴서 머리에 받치고, 무릎을 구부린 상태로 누워, 폼롤러를 가로로 놓고 엉덩이, 허리, 등 순서로 롤링해 준다. 같은 동작을 10회 반복한다.

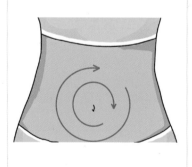

② 양 손바닥을 포개어 시계 방향으로 큰원, 작은 원을 번갈아 가며 그려준다. 같은 동작을 10회 반복한다. 최대한 편안하고 부드럽게 풀어준다는 생각으로 실시한다. (강도: ●●)

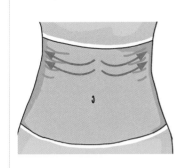

③ 갈비뼈 정중앙에서 오른손으로 왼쪽 갈비뼈를, 왼손으로 오른쪽 갈비뼈를 바깥쪽으로 쓸어내린다. 같은 동작을 10회 반복하며 한 손씩 번갈아 가며 진행한다. 이때 손가락이 갈비뼈 사이사이로 들어가게 한다. (강도: ●●●)

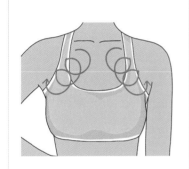

④ 왼쪽 가슴 위 쇄골 밑 중앙에서 오른손 네 손가락을 이용하여 나선을 그리며 아주 부드럽게 천천히 겨드랑이 쪽으로 빼준다. 반대편도 동일하게 진행한다. 같은 동작을 10회 반복한다. (강도: ●)

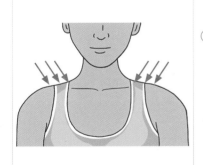

⑤ 왼쪽 솟아오른 승모근에 오른손 손끝을 모아 앞으로 당긴다는 느낌으로 5초간 눌러준다. 같은 동작을 5회 이상 반복하고 반대편도 같은 방법으로 실시한다. (강도: ●●●●)

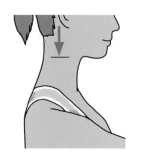

⑥ 귀 뒤쪽 툭 튀어나온 곳에서 시작하여 직선으로 귀 끝에서 4cm 내려온 지점을 네 손가락을 이용하여 내려준다. 같은 동작을 10회 반복하며 반대편도 같은 방법으로 실시한다. (강도: ●●)

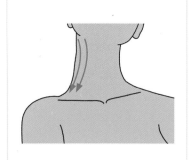

⑦ 고개를 옆으로 45도 젖힌 후 손끝을 귀 뒤에 대고, 목선을 따라 아래 방향으로 쇄골까지 느린 속도로 쓸어내린다. 목 측면을 해준다는 생각으로 반대편도 동일하게 해준다. 같은 동작을 10회 이상 반복한다. 얼굴형을 잡아주는 중요한 곳이니 충분히 마사지한다. (강도: ●●)

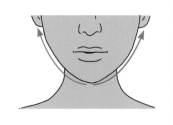

⑧ 양손 엄지손가락을 세워 턱밑에 대고 턱선을 따라 바깥쪽으로 양쪽 귀 뒤까지 올려준다. 같은 동작을 10회 반복한다. (강도: ●●●●)

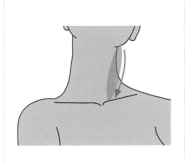

⑨ 오른손 네 손가락을 이용하여 흉쇄유돌근을 아래 방향으로 느리고 부드럽게 내려준다. 같은 동작을 10회 반복하며 반대편도 같은 방법으로 실시한다. 이때 아래쪽으로 늘린다는 생각으로 해준다. (강도: ●)

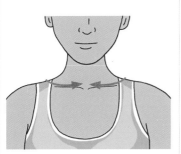

⑩ 양손 검지와 중지를 사용해 움푹 파인 쇄골 위에서 쇄골 아래 목 중간 움푹 파인 곳까지 피부를 끌어당기듯이 천천히 부드럽게 내려준다. 같은 동작을 10회 반복한다. (강도: ●)

# 7_ 얼굴 부기 빼기

　몸의 신장 기능과 소화 기능이 약하거나 갑상선 기능 저하나 배설 기능이 떨어지면 몸이 잘 붓는다. 특히 혈액순환과 림프순환이 잘 안 되어 신진대사가 원활하지 않으면 아침에 붓는 증상이 나타난다. 얼굴이 붓는 이유는 귀밑과 목의 림프절이 정체되어 노폐물이 배출되지 않아서이다.

　평상시 맵고 짠 자극적인 음식이나 밀가루 음식을 줄이고, 칼륨이 많은 음식을 섭취하며, 야식 먹는 습관을 버린다. 특히 자기 전에 먹은 음식물은 완벽히 소화시킨 후에 취침을 한다. 일찍 자고 일찍 일어나는 습관을 들이고, 엎드려 자는 자세는 금물이다.

　또한 너무 낮은 베개는 피한다. 바른 자세로 꾸준히 걷고 뛰는 운동은 도움이 된다. 복부를 따뜻하게 하고 반신욕을 하며, 에어컨이나 선풍기 바람은 피하도록 한다.

　복부 마사지와 함께 목 마사지를 해주면 부기는 생각보다 빨리 빠진다.

마사지 부위 : 복부, 목, 쇄골, 턱선

준비물 : 아로마 오일

소요 시간 : 약 5분~10분

마사지 횟수 : 매일 아침저녁, 수시로

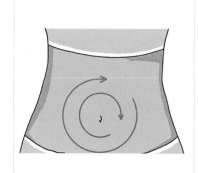

① 배꼽을 중심으로 양 손바닥을 포개어 시계 방향으로 큰 원, 작은 원을 번갈아 가며 그려준다. 같은 동작을 10회 반복한다. (강도: ●●)

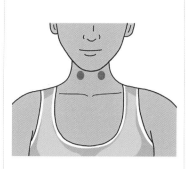

② 목젖에서 양옆으로 7~8cm 떨어진, 만지면 맥이 뛰는 곳을 양손 엄지와 중지를 이용하여 3초간 꾹 눌러준다. 같은 동작을 5회 반복한다. 이때 얼굴이 살짝 붉어질 수도 있다. (강도: ●●●)

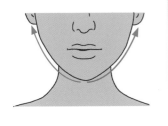

③ 양손 엄지손가락을 세워 턱밑에 대고 턱선을 따라 바깥쪽으로 양쪽 귀 뒤까지 올려준다. 같은 동작을 10회 반복한다. (강도: ●●●●)

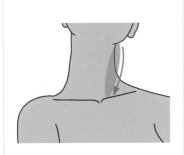

④ 오른손 네 손가락을 이용하여 흉쇄유돌근을 아래 방향으로 느리고 부드럽게 내려준다. 같은 동작을 10회 반복하며 반대편도 같은 방법으로 실시한다. 이때 아래쪽으로 늘린다는 생각으로 해준다. (강도: ●)

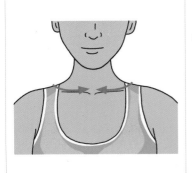

⑤ 양손 검지와 중지를 사용해 움푹 파인 쇄골 위에서 쇄골 아래 목 중간 움푹 파인 곳까지 피부를 끌어당기듯이 천천히 부드럽게 내려준다. 같은 동작을 10회 반복한다. (강도: ●)

얼굴 성형 후 목 마사지하기

얼굴 성형수술을 하고 나면 경우에 따라서 멍이나 부기가 장기간 지속될 수 있다. 이는 피부 탄력에 영향을 미칠 수 있고 일상생활에도 지장을 준다.

얼굴을 직접 터치하면 염증이나 피부를 붉게 만드는 등 민감해질 수 있다. 그렇지만 목을 마사지해 주면 얼굴의 피부를 자극하지 않으면서도 성형수술 후의 노폐물이 배출되어 멍이나 부기가 빨리 가라앉는다.

마사지 부위 : 턱선, 목, 쇄골

준비물 : 아로마 오일

소요 시간 : 약 5분~10분

마사지 횟수 : 매일 아침저녁

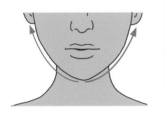

① 양손 엄지손가락을 세워 턱밑에 대고 턱선을 따라 바깥쪽으로 양쪽 귀 뒤까지 올려준다. 같은 동작을 10회 반복한다. (강도: ●●●)

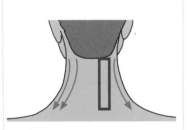

② 뒷목 중앙 뼈에서 손가락 한 마디 옆을 네 손가락을 이용하여 목 측면 전체를 윗목에서 목이 끝나는 지점까지 천천히 쓸어내린다. 같은 동작을 5회 반복하며 반대편도 같은 방법으로 실시한다. (강도: ●●)

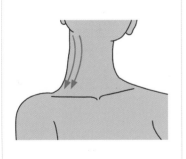

③ 고개를 옆으로 45도 젖힌 후 손끝을 귀 뒤에 대고 목선을 따라 아래 방향으로 쇄골까지 느린 속도로 쓸어내린다. 목 측면을 해준다는 생각으로 반대편도 동일하게 해준다. 같은 동작을 10회 이상 반복한다. (강도: ●)

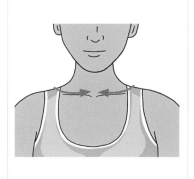

④ 양손 검지와 중지를 사용해 움푹 파인 쇄골 위에서 쇄골 아래 목 중간 움푹 파인 곳까지 피부를 끌어당기듯이 천천히 부드럽게 내려준다. 같은 동작을 10회 반복한다. (강도: ●)

# 3. 명품몸매를 가꿔주는 토르소 마사지

## 1_ 쇄골 라인 살리기

어깨 관절이나 승모근, 목의 흉쇄유돌근에 통증이 오거나 결리면 뼈를 둘러싼 골막도 함께 굳는다. 이로 인해 어깨가 딱딱해지면서 쇄골 모양도 변형이 온다. 거기다 살이 찌면 쇄골 아래 림프절이 눌려 배출이 어려워져 노폐물이 쌓인다.

쇄골에는 몸속 노폐물을 처리하는 많은 림프절이 있다. 뭉친 근육을 잘 풀어주고 이완시키며, 살이 찌지 않도록 관리하는 것이 아주 중요하다. 이와 함께 팔 운동, 어깨 운동, 목 스트레칭과 마사지를 병행하면 쇄골 라인은 쉽게 드러난다. 쇄골이 살아나면 '어깨 결림', '손가락 부종', '가슴 처짐'이 예방되고 생각보다 많은 여러 가지 증상들이 호전된다.

마사지 부위 : 쇄골, 목, 어깨

준비물 : 아로마 오일

소요 시간 : 약 5분~10분

마사지 횟수 : 매일 아침저녁, 수시로

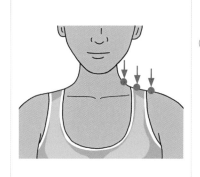

① 어깨선이 시작되는 목 끝에서 1cm 간격으로 쇄골이 시작되는 선까지 손가락으로 3초간 꾹 눌러준다. 같은 동작을 5회 반복하고 반대편도 같은 방법으로 실시한다. (강도: ●●●●)

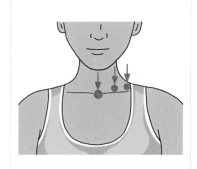

② 쇄골 위 움푹 파인 곳을 어깨 쪽에서 1cm 간격으로 목 중앙 움푹 파인 곳까지 3초간 꾹 눌러준다. 이때 촘촘히 눌러준다는 생각으로 5회 반복한다. 반대편도 같은 방법으로 실시한다.
(강도: ●●●)

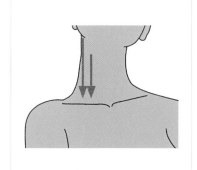

③ 엄지를 제외한 네 손가락의 중간 마디를 이용하여 귀 뒤쪽 튀어나온 부위에서 시작하여 쇄골 위 움푹 파인 곳까지 쓸어내리듯 아래 방향으로 천천히 부드럽게 내려준다. 목 전체를 쇄골 쪽으로 늘린다는 생각으로 해준다. 같은 동작을 10회 반복하며 반대편도 같은 방법으로 실시한다. (강도: ●)

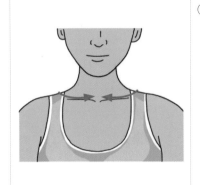

④ 검지와 중지를 사용해 움푹 파인 쇄골 위에서 쇄골 아래 목 중간 움푹 파인 곳까지 피부를 늘린다는 생각으로 천천히 부드럽게 내려준다. 같은 동작을 10회 반복한다. 반대편도 같은 방법으로 실시한다. 이때 노폐물이 잘 배출되어 쇄골이 살짝 드러나는 걸 느낄 수 있다. (강도: ●)

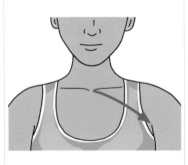

⑤ 손바닥 전체를 이용하여 목 중앙 움푹 파인 곳에서 겨드랑이 쪽으로 포물선을 그리듯 내려준다. 같은 동작을 10회 반복하며 반대편도 같은 방법으로 실시한다. (강도: ●●)

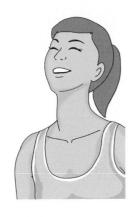

**사례 2** 쇄골이 보여요

결혼을 6개월 앞두고 드레스를 보러 다니는 데 입는 옷마다 쇄골을 확 드러내야 되는지라 안 입을 수도 없고, 둔탁한 쇄골이 계속 맘에 걸리는 거예요.

TV에 나오는 연예인들은 어쩜 그리도 쇄골이 예쁘던지, 따로 수술을 하는 건가 하는 의심이 들기도 하고 부럽기만 했습니다. 그렇다고 내가 키가 작다든지 살찐 편도 아니었습니다. 그런데 내 평생 쇄골을 본 적이 없으니 기이했죠. 살이라도 쪘으면 빼서 해결한다지만 달리 방도가 없어 그냥 이대로 살아야 되나 했습니다.

그러던 어느 날 웨딩드레스 사진을 회사 동료에게 보여줬는데 쇄골에 대해 딱 지적하는 거예요. 늘씬하고 예쁜데 쇄골이 보이면 금상첨화겠다고! 그러면서 마사지로 쇄골이 보이게끔 할 수 있다는 얘기를 해주었어요. 내 평생 마사지로 쇄골이 보이게 한다는 얘기는 처음 들어본지라 소개 받고 이영숙테라피를 방문하게 되었습니다.

내 쇄골을 본 원장님은 대수롭지 않다는 듯이 몇 번만 받으면 좋아질 수 있다고 했습니다. 그런데 쇄골만의 문제가 아니니 토르소 마사지와 함께 진행하는 게 좋다고 했습니다. 목, 겨드랑이, 어깨, 쇄골 위주로 받았는데 받는 동안 내 몸 상태를 감지할 수 있었습니다. 그동안 내 어깨가 많이 경직되어 있었다는 것을. 그리고 쇄골을 만질 때마다 뭔가 쓸려 나오는 것 같다고 표현해야 하나? 원장님은 어깨 근육이 뭉치고 목에 림프절이 막혀도 미처 빠져나가지 못한 노폐물이 쇄골에 고여 있으면 아무리 마른 체형이라 해도 쇄골은 보이지 않는다고 했습니다. 내 체형이 딱 그런 케이스인 듯했습니다. 마사지를 받는 내내 아픈 것도 아닌 것이 약간 시원한 느낌이 들면서 스르륵 잠이 들었습니다.

토르소 마사지를 처음 받던 날은 쇄골 부분을 집중적으로 했는데 전혀 상관없는 턱이 날렵해지고 목도 가늘어지는 걸 느꼈습니다. 또한 늘 어깨에 한 짐을 올려놓고 있었던 무언가가 떨어져 나간 느낌, 그리고 쇄골이 확 보이진 않았지만 뭔가 경계선은 생긴 것 같았습니다. 그런데 무엇보다 기분 좋았던 것은 건강해지는 느낌이랄까요?

이영숙테라피에서는 상담 전부터 마사지하면서까지 내 몸에 대해 계속 설명해주셨는데, 새삼 내 몸의 소중함을 깨우치게 되었습니다. 마사지를 받고 갈 때까지도 물 마시는 소소한 방법까지 너무

정성껏 설명해줘서 지키지 않을 수 없었습니다. 그렇게 3일 정도를 '물 먹기', '스트레칭' 자가 마사지를 실천하고 두 번째 마사지를 받으러 갔습니다.

두 번째 마사지를 받고 거울을 보는데 저는 깜짝 놀랐습니다. 내 생애 쇄골은 없을 줄 알았는데…. 연예인들처럼 그만큼의 깊이는 아니었지만 쇄골이 확실하게 보였습니다. 좋아하는 제 모습을 원장님이 보시고는 몸에 살이 없고 어깨가 바른 편이라 조금 더 노력하면 쇄골은 더 많이 드러날 수 있다고 했습니다. 이게 마사지의 위력인가 싶었습니다. 그리고 생각보다 훨씬 빨리 결과가 나왔습니다. 쇄골을 덮고 있던 살이 다 노폐물이었다고 생각하니 앞으로 조심해야겠다는 생각이 들었습니다.

이젠 드레스를 골라 입는 재미에 푹 빠졌습니다. 쇄골이 있고 없고의 옷맵시란 쇄골을 가져본 사람만이 알 수 있다는 걸 실감했습니다. 나는 이제 쇄골 만지는 것이 습관이 되어 일을 하지 않을 때는 무조건 쇄골 마사지를 해줍니다. 이 작은 습관이 나를 자신감 있게 만들었고, 내 몸에 대해 한 번 더 생각하게 만들었습니다.

이외에도 나는 아주 작은 거라도 건강과 피부, 몸에 대해 궁금한 게 있으면 병원보다 먼저 찾는 게 이영숙테라피입니다. 아무 때나 연락해도 하나부터 열까지 상세히 알려주시는 원장님 덕분에 나는 요즘 예뻐졌단 말을 내 생에 가장 많이 듣고 있습니다. 이젠 웨딩드레스 모델을 해도 될 듯해요~

## 2_ 어깨 라인, 팔뚝 라인 정리하기

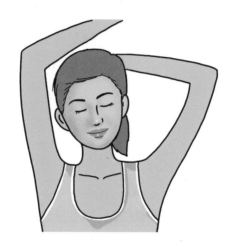

여름철이면 은근히 신경 쓰이는 곳이 어깨 라인과 팔뚝 살이
다. 그런데 이곳은 생각보다 살이 잘 빠지지 않는다. 특히 팔뚝
아래의 덜렁거리는 살은 탄력까지 없어 나이까지 더 들어 보이게
한다. 팔뚝 살은 몸은 날씬한데 이곳만 비만인 경우도 있고, 몸통
에 비해 너무 가늘면 전체적으로 빈약한 느낌이 들게도 한다.

팔뚝 살은 어깨 옆의 삼각근이 굳어 림프의 흐름이 원활하지
못하거나 팔 림프절에서 노폐물 배출이 안 될 때 셀룰라이트가
생길 수도 있다.

이렇게 팔 라인을 둔탁하게 만드는 요인은 스트레스로 인해 어깨에 쌓인 피로, 또는 과도한 노동으로 인한 팔 사용 혹은 팔을 전혀 움직이지 않는 경우다. 가장 중요한 것은 나이가 들어감에 따라 전체적으로 순환이 안 될 때 어깨선과 팔뚝 라인은 굵어지고 늘어진다.

전체적으로 살을 빼는 것이 중요하고, 무거운 가방을 한쪽으로만 든다든지, 과도하게 한쪽 팔만 사용하는 행동은 삼가고, 전신을 움직이는 운동과 함께 어깨를 반듯하게 세우는 자세는 전체적인 어깨 라인을 균형 잡히게 해준다. 먼저 삼각근을 풀어주면서 겨드랑이 림프절을 자극하면 노폐물이 빠져나가면서 예쁜 라인을 만들 수 있다.

마사지 부위 : 어깨, 겨드랑이, 팔

준비물 : 아로마 오일

소요 시간 : 약 5분~10분

마사지 횟수 : 매일 아침저녁, 수시로

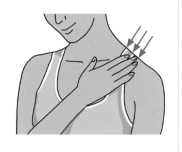

① 왼쪽 솟아오른 승모근에 오른손 손끝을 모아 앞으로 당긴다는 느낌으로 5초간 눌러준다. 같은 동작을 5회 이상 반복하고, 반대편도 같은 방법으로 실시한다. (강도: ●●●●)

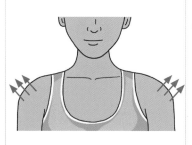

② 어깨에서 팔꿈치 사이 왼팔 위쪽 1/3지점을 오른손 손바닥 전체를 이용하여 떼어낸다는 느낌으로 잡아당긴다. 같은 동작을 5회 이상 반복하고, 반대편도 같은 방법으로 실시한다. (강도: ●●●●)

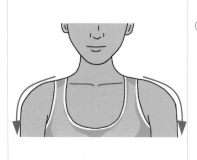

③ 목 옆 어깨가 시작되는 지점에서 왼팔 위쪽 1/4지점까지 오른손 손바닥 전체를 이용하여 쓸어내린다. 같은 동작을 10회 반복하며, 반대편도 같은 방법으로 실시한다. 이때 솟아오른 어깨선이 내려간다는 느낌이 든다. (강도: ●●●)

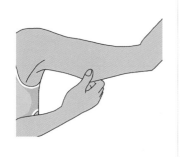

④ 왼팔을 들어 올린 후 팔꿈치에서 겨드랑
   이까지 오른손으로 꼬집으며 끌어당긴
   다. 같은 동작을 5회 반복하며, 반대편도
   같은 방법으로 실시한다.
   (강도: ●●●●)

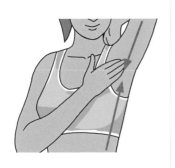

⑤ 왼팔을 들고 팔꿈치에서 겨드랑이로 내
   려주고, 옆구리 갈비뼈 끝에서 겨드랑
   이 쪽으로 오른손 손바닥 전체를 이용하
   여 부드럽게 올려준다. 같은 동작을 5회
   반복한다. 반대편도 동일하게 진행한다.
   (강도: ●●)

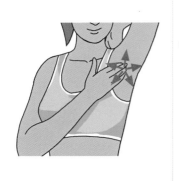

⑥ 왼쪽 겨드랑이 중앙에 오른손 손바닥 전
   체를 놓고, 빈 공기를 잡듯이 움켜쥔 다
   음 수직으로 살짝 당겨준다. 이때 모여
   있던 노폐물이 배출된다. 같은 동작을 5
   회 반복한다. (강도: ●●)

# 3_ 허리 군살 OUT!

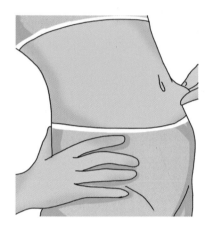

　살이 급격히 찌거나 30대가 지나면 기초대사량이 감소하고 여성호르몬에 불균형이 온다. 특히 허리 주변의 군살로 인해 전체적인 체형이 달라지는데, 허리 군살은 복부와 허리 주변 림프절의 흐름이 정체되면서 붓고 처질 수 있다. 또한 배변 활동이 원활하지 않아도 순환을 방해할 수 있다.

　특히 40대 이후에는 각별한 주의가 필요하다. 잘못된 식생활과 야식을 먹는 습관, 인스턴트식품이나 설탕을 줄이는 것이 도움이 된다. 꾸준한 근력운동과 유산소운동, 장시간 앉아있는 습관을 고치고, 허리 주변을 항상 따뜻하게 해서 순환이 잘될 수 있도록 해준다. 충분한 수면을 취하고 마사지를 하면 노폐물이 배출되면 서 허리 군살은 빠진다.

마사지 부위 : 복부, 허리

준비물 : 아로마 오일

소요 시간 : 약 5분~10분

마사지 횟수 : 매일 아침저녁

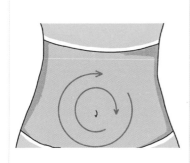

① 양 손바닥을 포개어 시계 방향으로 큰 원, 작은 원을 번갈아 가며 그려준다. 같은 동작을 10회 반복한다. (강도: ●●)

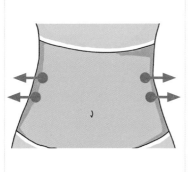

② 허리 옆을 네 손가락은 앞으로 향하고 엄지는 뒤로 해서 양손을 이용해 꼬집듯이 잡아당긴다. 같은 동작을 10회 이상 반복한다. (강도: ●●●●)

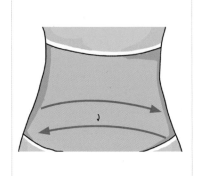

③ 배꼽을 사이에 두고 오른손 네 손가락을 이용하여 왼쪽 허리에서 오른쪽 허리로 길게 끌어당긴다. 같은 동작을 5회 이상 반복한다. 이때 몸이 자동으로 비틀어진다. 반대편도 동일하게 진행한다.
(강도: ●●●●)

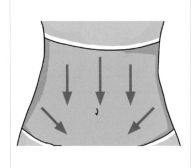

④ 두 주먹을 이용하여 뒤쪽 허리부터 앞쪽 허리까지 위에서 아래로, 허리 옆구리에서 넓적다리 안쪽 방향으로 쭉쭉 내려준다. 같은 동작을 10회 반복한다.
(강도: ●●●●)

# 4_ 출렁이는 뱃살 빼기

장이 안 좋으면 가스가 차고, 변비가 있어도 복부가 팽만하다. 무엇보다 체중이 늘면 대부분 복부에 살이 먼저 찌는데, 이는 20대 중반 이후 나타나는 증상이다. 나이가 들수록 여성호르몬은 감소하고, 스트레스를 받으면 코르티솔 호르몬으로 인해 복부지방이 생긴다.

평소 식사량을 줄이고, 채식 위주의 균형 잡힌 식사를 해야 한다. 특히 폐경 후 여성들은 소식하고 활동량은 늘리도록 한다. 그리고 수분을 충분히 섭취하고, 공복상태에서 하루 40분 이상 걷거나 유산소 운동을 하며, 복근량을 늘린다. 또한, 배를 따뜻하게 해서 혈액순환이 잘 되도록 해준다. 배꼽 주변에는 큰 림프절들이 집중되어 있는데, 이곳을 매일 마사지하면 독소와 노폐물이 빠져나가면서 출렁이는 뱃살이 매끈해진다.

마사지 부위 : 복부

준비물 : 아로마 오일

소요 시간 : 약 7분~10분

마사지 횟수 : 매일 아침저녁, 수시로

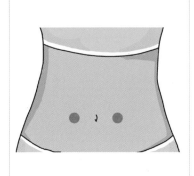

① 배꼽을 중심으로 손가락 세 마디 정도 떨어진 좌우 지점을 양손 네 손가락을 이용하여 3초간 꾹~ 눌러준다. 같은 동작을 5회 반복한다. (강도: ●●●●●)

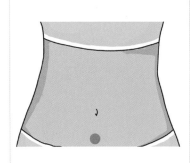

② 배꼽에서 손가락 세 마디 정도 내려간 지점을 양손 네 손가락을 포개어 3초간 꾹 눌러준다. 같은 동작을 5회 반복한다. (강도: ●●●●)

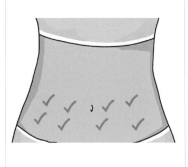

③ 양손으로 뱃살이 많은 부위를 꼬집듯이 잡아서 당겨준다. 배 전체를 골고루 10회 이상 반복한다. (강도: ●●●●)

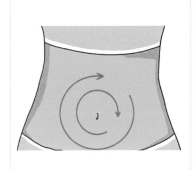

④ 배꼽을 중심으로 두 손을 포개어 시계 방향으로 큰 원, 작은 원을 번갈아 가며 그려준다. 같은 동작을 10회 반복한다. (강도: ●●●●●)

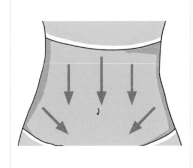

⑤ 두 주먹을 이용하여 복부 위에서 아래로, 허리 옆구리에서 넓적다리 안쪽 방향으로 내려준다. 같은 동작을 10회 이상 반복한다. (강도: ●●●●)

둘째 아이를 출산하고 나서 허리는 드럼통이 되고, 복부는 출렁일 정도로 비대해졌습니다. 옷 입을 때도 맵시는커녕 또래 친구들보다 훨씬 더 나이가 들어 보이니 자신감이 자꾸 떨어졌습니다.

초등학생인 딸아이도 내가 부끄러운지 친구 엄마랑 자꾸 비교하기도 하고, TV에 뚱뚱한 아줌마가 나오면 나랑 비슷하다고 놀리기까지 하더라고요. 어느 날, 보다 못한 남편이 "뱃살을 좀 빼는 게 어떻겠어?"라고 했을 때 그 말마저도 참 야속했습니다. 제가 그동안 얼마나 많은 노력을 했겠습니까? 아이들이 먹다 남긴 음식을 버리기 아까워 먹긴 했지만, 양이 생각보다 많지 않았습니다. 그런데 그것이 나의 자신감을 더 떨어뜨렸습니다. 많이 먹지도 않는데 살이 빠지지 않으니 도대체 어떻게 해야 한단 말인가?

답답해서 인터넷을 검색하다가 복부 전문 관리실을 찾게 되었습니다. '토르소 마사지'라는 생소한 마사지를 하는 곳을. 그런데 우리 집에서 2시간을 가야 하는 거리라서 망설여졌습니다. 예전에 집 앞에서 마사지를 받아본 적이 있었는데 별 효과를 보지 못한 기억이 떠올라 이왕 하는 거 좀 고생스럽더라도 제대로 하는 곳에서 받아보자고 맘먹고 이영숙테라피를 방문하게 되었습니다. 버스 타고 지하철 타고 쉽지 않은 거리였지만, 가는 도중에 토르소 마사지에 대한 글과 후기를 보니 좀 더 신뢰감이 생겼습니다.

이영숙테라피에서 제가 상담받은 내용은 이러했습니다. 일단 제게 심각한 변비가 있었는데 그것이 먼저 해결되어야 하며, 아이들이 먹었던 잔반 그리고 끼니와 상관없이 주섬주섬 먹는 습관을 버리고, 정확히 때에 맞춰 먹되 소량으로 줄이고, 복부에 림프절이 다량 있으니 배출에 신경을 써야 해서 마사지를 받는 동안만이라도 동물성 지방 섭취를 줄이기로 했습니다.

그리고 제 복부는 이미 소화력이 많이 떨어져 있고 냉기가 가득해 순환이 안 된다고 했습니다. 복부의 차가운 부분이 동그라미로 그릴 수 있을 만큼 명확했는데, 이 부분은 변비가 먼저 해결되면 증상은 좋아진다고 했습니다. 그리고 마사지를 받았는데 받는 도중 배 속에서 계속 꾸르륵거리는 소리가 났습니다. 그리고 아픈 부위가 느껴졌습니다. 그러면서 서서히 아픔도 없어지고 소리도 없어졌습니다. 또한 따뜻한 기운이 느껴졌습니다. 나도 모르게 내 복부를 만지는 원장님께 엄지척을 날렸습니다.

뭔가 가벼워지고 비워지는 느낌, 그야말로 가스가 빠져나가는 느낌이었습니다. 출산 후 처음 느껴보는 아니 태어나서 처음 느껴보는 감동이랄까? 손에서 꼭 기를 내뿜는 거 같다고나 해야 할까? 마사지를 받고 내가 너무 좋아하니, 살 빼려고 마음먹었으면 제대로 해보자고 레시피까지 적어주었고 물 마시는 법, 식사, 운동 그리고 수시로 복부 마사지를 하라고 당부하셨습니다.

뭐 별로 어렵지 않게 할 수 있는 방법들이어서 저는 그대로 해보았는데 놀랍게도 한 달 동안 12kg를 뺐습니다. 집에서 살림하며 아이를 키우며 왕복 4시간을 잡고 가는 게 쉽지 않았지만, 제가 이 영숙테라피를 찾지 않았다면 지금도 뚱뚱한 배불뚝이 상태였을 겁니다.

그런데 살만 빠진 게 아니라 건강도 좋아진 거 같고 무엇보다 면역력이 확실히 좋아졌습니다. 그렇다 보니 활동량도 많아지고, 이런 내 모습에 아이들도 좋아하고 남편은 "투자한 보람이 있네" 하고 흐뭇해합니다.

이렇게 살이 빠지는데 지난날 왜 그렇게 살았을까 하는 후회가 되어 동네 아이들 엄마 모임에 가면 꼭 마사지를 권장합니다. 마사지의 위력! 저처럼 복부 살로 고민하는 분들이 있다면 꼭 '토르소 마사지' 권해드리고 싶습니다.

# 5_ 처진 가슴 UP!

나이가 들면 중력으로 인해 가슴이 처질 수 있고, 작은 가슴에 비해 큰 가슴은 그 무게로 인해 처질 확률이 더 높다. 특히 무분별한 다이어트는 가슴을 빨리 처지게 하고, 출산 후에는 더 심각해진다. 또한 과도한 스트레스와 피로는 순환을 방해하고, 유방을 딱딱하게 만들어 피부 자체를 처지게 할 수도 있다.

평상시 등이 굽지 않도록 신경을 써야 하는데 등이 굽으면 가슴선 자체가 낮아진다. 가슴과 등을 바로 펴는 자세가 중요하고, 무거운 물건을 든다든지 한쪽으로만 가방을 메는 행동은 삼가고, 엎드려 잠을 자는 자세도 좋지 않다.

충분한 수면과 영양으로 여성호르몬 분비가 정상적으로 흐르게 하는 것이 필요하고, 자신의 가슴 사이즈에 맞게 속옷을 착용하여 가슴 주변 지방을 모아주는 것이 좋다.

탄력과 재생에 도움이 되는 아로마로 겨드랑이 림프절과 가슴 마사지를 충분히 해주면 림프 흐름이 좋아져서 노폐물은 빠지고 처진 가슴은 올라간다.

마사지 부위 : 등, 가슴, 흉선, 어깨

준비물 : 아로마 오일, 폼롤러

소요 시간 : 약 10분~15분

마사지 횟수 : 매일 아침저녁, 수시로

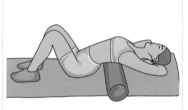

① 두 손을 깍지를 껴서 머리에 받치고, 무릎을 구부린 상태로 누워 폼롤러를 가로로 놓고 엉덩이, 허리, 등의 순서로 롤링해준다. 같은 동작을 10회 반복한다.

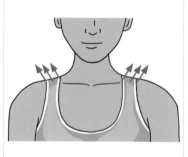

② 솟아오른 왼쪽 승모근에 오른손 손끝을 모아 위에서 당긴다는 느낌으로 5초간 들고 있는다. 같은 동작을 5회 이상 반복하고, 반대편도 같은 방법으로 실시한다. (강도: ●●●●)

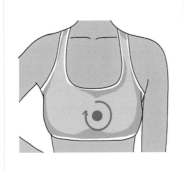

③ 양쪽 유두 사이 일직선으로 정중앙의 움 푹 들어간 곳을 양손 네 손가락을 이용하 여 약간 누르듯이 시계 방향으로 작은 원 을 그리며 풀어준다. 같은 동작을 5회 반 복한다. 간혹 이 부위에 통증을 느끼기도 하는데 그럴 땐 더 부드럽게 해주며 횟수 를 더 늘려준다. (강도: ●●●)

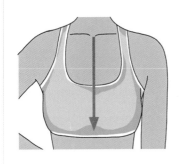

④ 쇄골 밑 가슴 정중앙의 골을 따라 위에 서 배꼽 방향으로 양손 네 손가락을 이용 하여 쭉쭉 내려준다. 같은 동작을 10회 반복한다. (강도: ●●●)

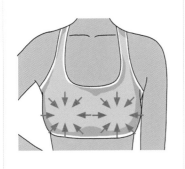

⑤ 양손 전체를 이용하여 유두 쪽으로 바깥 의 살을 모아 준다. 이때 아래쪽과 옆에 서 모을 때는 힘을 주고 위에서 모을 때 는 힘을 주지 않는다. 같은 동작을 5회 반복한다. (강도: ●●●)

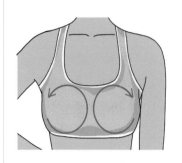

⑥ 오른손 손바닥 전체를 이용해 왼쪽 겨드랑이에서 시작해 가슴 모양을 따라 큰 원을 그리며 다시 겨드랑이로 빼준다. 같은 동작을 10회 반복한다. 반대편도 동일하게 진행한다. (강도: ●●)

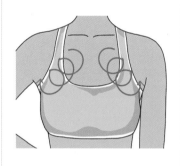

⑦ 왼쪽 가슴 위 쇄골 밑 중앙에서 오른손 네 손가락을 이용하여 나선을 그리며 아주 부드럽게 천천히 겨드랑이 쪽으로 빼준다. 반대편도 동일하게 진행한다. 같은 동작을 10회 반복한다. (강도: ●●)

## 가슴 성형 후 마사지하기

가슴 성형을 한 경우에는 어떤 보형물을 넣었느냐에 따라 차이는 있지만, 구형 구축이나 딱딱하게 뭉치는 것을 방지하기 위해서 마사지는 꼭 필요하다. 가슴에 보형물이 들어가 있으면 림프의 흐름을 방해할 수 있다. 이때 하는 마사지는 림프순환을 시켜서 부기와 멍을 빨리 빼준다.

또한, 가슴을 따뜻하게 해주고 흉선을 열어주는 운동을 같이해주면 효과는 더 커진다.

마사지 부위 : 가슴, 흉선, 겨드랑이

준비물 : 아로마 오일

소요 시간 : 약 5분~10분

마사지 횟수 : 매일 아침저녁

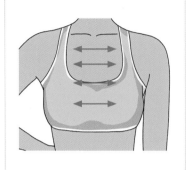

① 목 밑 쇄골 밑에서 명치까지 복부의 중심선으로 양손 네 손가락을 이용하여 가슴 양방향으로 끌어낸다. 같은 동작을 5회 반복한다. 이때 갈비뼈 사이사이를 열어준다는 생각으로 실행한다.
(강도: ●●●)

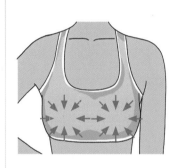

② 왼쪽 가슴에 양손을 이용하여 유두 쪽으로 바깥쪽 살을 모아 준다. 오른쪽도 동일하게 진행한다. 같은 동작을 10회 반복한다. (강도: ●●●)

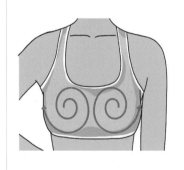

③ 오른손 네 손가락을 이용하여 왼쪽 가슴 유두 옆에서 시작하여 가슴 전체를 나선을 그리며 겨드랑이 쪽으로 빼준다. 같은 동작을 10회 반복하며 반대편도 동일하게 해준다. (강도: ●●●)

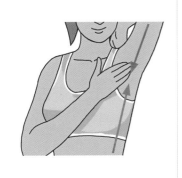

④ 왼팔을 들고 오른손 손바닥 전체를 이용하여 팔꿈치에서 겨드랑이로 내려주고 옆구리 갈비뼈 끝 쪽에서 겨드랑이 쪽으로 부드럽게 올려준다. 같은 동작을 10회 반복한다. (강도: ●●)

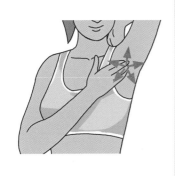

⑤ 왼쪽 겨드랑이 중앙에 오른손 손바닥을 놓고 빈 공기를 잡듯이 움켜쥔 다음 수직으로 살짝 당겨준다. 이때 모아져 있던 노폐물이 배출된다. 같은 동작을 5회 반복하며 반대편도 동일하게 진행한다. (강도: ●●)

# 6_ 허벅지 지방 제거하기

허벅지에 지방이 쌓이는 이유는 여러 가지 원인이 있는데, 대개는 서혜부의 림프가 정체되어있고 혈액순환이 안 되어 하체가 냉해지면서 수분과 노폐물이 쌓인다. 또한, 호르몬의 영향으로 전체적인 체형과 상관없이 허벅지만 살이 찌는 경우도 있고, 유전적으로 태어날 때부터 허벅지만 유난히 살이 많고 하체비만인 경우도 있다.

허벅지 쪽은 체온이 중요하기 때문에 순환이 잘될 수 있도록 유산소 운동을 꾸준히 해주고 스트레칭과 마사지를 수시로 해서 온도를 높여주고, 반신욕을 하는 것도 도움이 된다. 또한, 다리를 꼬고 앉거나 비딱한 자세는 전체적인 흐름을 방해하므로 근육을 이완시키는 운동과 평상시 바른 자세를 유지하는 것이 좋다.

마사지 부위 : 서혜부, 허벅지

준비물 : 아로마 오일

소요 시간 : 약 5분~10분

마사지 횟수 : 매일 아침저녁

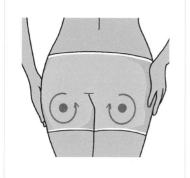

① 엉덩이와 하체로 갈라지는 엉덩이 주름 중간을 양손 네 손가락을 이용하여 위로 올리듯이 힘을 주며 안쪽으로 돌려준다. 같은 동작을 5회 이상 반복한다. 이 자리는 하체의 전체적인 혈액순환을 원활하게 도와준다. (강도: ●●●)

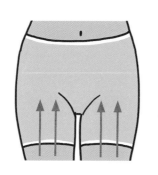

② 허벅지 전체를 손바닥 전체를 사용하여 서혜부 쪽으로 올려준다. 같은 동작을 10회 반복한다. (강도: ●●●)

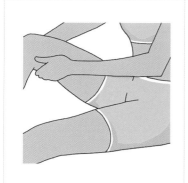

③ 앉아서 한쪽 다리를 들고 양손 전체를 사용해 허벅지 살을 꼬집듯이 크게 잡는다. 이때 안에 있는 무엇인가를 꺼낸다는 생각으로 들었다 놨다를 반복한다. 같은 동작을 10회 이상 반복한다. 그러면 허벅지에서 열이 나고 색깔이 붉어지는 것을 볼 수 있다. (강도: ●●●●)

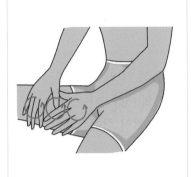

④ 허벅지 안쪽을 무릎 쪽에서 서혜부 방향으로 양손을 포개어 원을 그리듯이 천천히 올라온다. 같은 동작을 5회 이상 반복한다. (강도: ●)

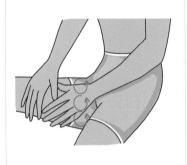

⑤ 두 손을 나란히 놓고 서혜부 라인을 따라 원을 그리듯이 천천히 내려간다. 같은 동작을 5회 이상 반복한다. (강도: ●)

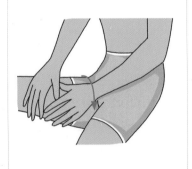

⑥ 손바닥 전체를 사용하여 서혜부 라인을 따라 아주 천천히 내려간다. 같은 동작을 10회 반복한다. (강도: ●)

# 7_ 애플 힙 만들기

요즘 트렌드로 떠오르고 있는 애플 힙은 보기에도 좋지만, 건강에도 좋은 영향을 미친다. 우리 몸의 중심에 있기도 하고 힘의 원천이기도 한 엉덩이 근육은 뛰고, 앉고, 움직이는 데도 중요한 역할을 하며 생식기를 보호하기도 한다.

그런데 오랜 시간 앉아 있거나 바르지 못한 자세로 인하여 골반이 틀어진다. 또한 운동량이 부족하거나 노화로 인한 영향으로도 힙은 처지고 모양이 변형되는데, 이는 엉덩이 부분의 혈액순환에 영향을 미칠 수 있다. 엉덩이가 처지지 않고 올라와 있으면 다리도 더 길어 보이고 전체적으로 균형 잡혀 보이고 젊어 보일 수 있다.

애플 힙을 만들기 위해서는 바른 자세와 운동을 꾸준히 하고 엉덩이를 항상 따뜻하게 해주며 반신욕을 하는 것이 도움이 된다. 매일 하는 마사지는 몸속의 흐름을 정체시키지 않고 혈액순환을 도와 애플 힙을 만드는 데 도움이 된다.

마사지 부위 : 엉덩이

준비물 : 아로마 오일

소요 시간 : 약 5분~10분

마사지 횟수 : 매일 아침저녁, 수시로

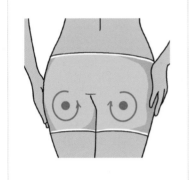

① 엉덩이와 하체로 갈라지는 엉덩이 주름 중간을 양손 네 손가락을 이용하여 위로 올리듯이 힘을 주며 안쪽으로 돌려준다. 같은 동작을 5회 이상 반복한다. (강도: ●●●)

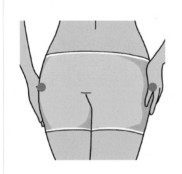

② 두발을 모으고 섰을 때 오목하게 들어가는 부분을 양손 네 손가락을 이용하여 3초간 꾹 눌러준다. 같은 동작을 5회 반복한다. (강도: ●●●)

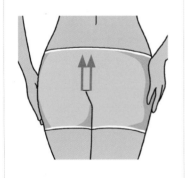

③ 두 손을 모아 엉치뼈(항문 위 뼈)에서 허리 쪽으로 한 뼘 정도 올려준다. 같은 동작을 5회 반복한다. (강도: ●●●)

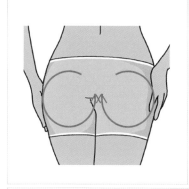

④ 허리 중앙에서 양손으로 엉덩이 모양 따라 갈라지다 항문에서 두 손이 만나 쓸어 올려준다. 같은 동작을 10회 반복한다. 이때 엉덩이 전체를 감싸 안는다는 느낌으로 시행한다. (강도: ●●●)

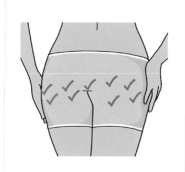

⑤ 양손을 이용하여 엉덩이 전체를 꼬집듯이 들었다 났다를 반복한다. 같은 동작을 5회 이상한다. (강도: ●●●)

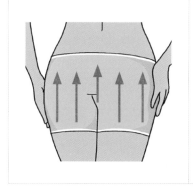

⑥ 엉덩이 전체를 두 손을 이용하여 엉덩이를 위로 들어 올리듯이 허리 쪽으로 올려준다. 같은 동작을 10회 반복한다. (강도: ●●●●)

## 8_ 등살 빼는 마사지

　등은 생각보다 많이 안 움직이는 곳이라 지방이 쌓이기 쉽다. 특히 등살은 겨드랑이 살에서 시작되는 경우가 많은데, 브레지어 끈 사이로 불룩하게 나온 살은 나이가 더 들어 보이고 보기에도 좋지 않다.

　등에 살이 찌고 불균형이 오면 얼굴형과 전신의 체형에도 변화가 올 수 있다. 평상시 등과 허리를 펴고 스트레칭과 근력운동을 함께해주고 겨드랑이 쪽에 살이 찌지 않도록 팔 운동을 같이 해주는 것이 좋다. 또한 마사지를 수시로 해서 노폐물을 배출시키면 등살이 쉽게 빠져 매끈한 등을 만들 수 있다.

마사지 부위 : 등, 어깨, 겨드랑이, 복부

준비물 : 아로마 오일, 폼롤러

소요 시간 : 약 10분~15분

마사지 횟수 : 매일 아침저녁, 수시로

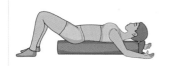
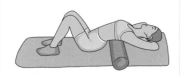

① 폼롤러 끝에 앉아 엉덩이, 허리, 등의 순서로 폼롤러와 일자가 되게 누워 척추를 중심으로 좌우 롤링해주고, 가로로 누워 엉덩이, 허리, 등의 순서대로 롤링해준다. 같은 동작을 10회 반복한다.

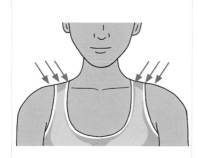

② 솟아오른 왼쪽 승모근에 오른손 손끝을 모아 앞으로 당긴다는 느낌으로 5초간 눌러준다. 오른쪽 어깨도 같은 방법으로 실시한다. 같은 동작을 5회 이상 반복한다. (강도: ●●●●)

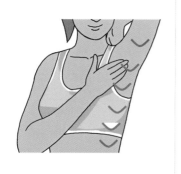

③ 왼팔을 들고 오른손으로 네 손가락은 뒤로 가고 엄지는 앞으로 오게 해서 허리까지 옆라인 살을 꽉 잡아준다. 한 동작에 3초씩 5회 반복한다.
(강도: ●●●●●)

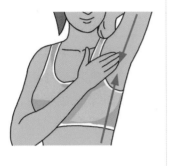

④ 왼팔을 들고 오른손 손바닥 전체를 이용하여 팔꿈치에서 겨드랑이로 내려주고, 옆구리 갈비뼈 끝에서 겨드랑이 쪽으로 부드럽게 올려준다. 같은 동작을 5회 반복한다. 반대편도 동일하게 진행한다. (강도: ●●)

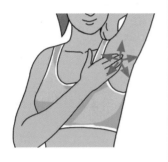

⑤ 왼쪽 겨드랑이 중앙에 오른손 손바닥 전체를 놓고 빈 공기를 잡듯이 움켜쥔 다음 수직으로 살짝 당겨준다.이때 모여 있던 노폐물이 배출된다. 같은 동작을 5회 반복한다. (강도: ●●)

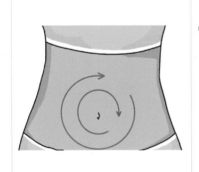

⑥ 배꼽을 중심으로 두 손바닥을 포개어 오른쪽 복부 밑에서 시작, 시계 방향으로 큰 원, 작은 원을 번갈아 가며 그려준다. 같은 동작을 10회 반복한다. 이때 아픈 부위가 있으면 부드럽게 돌려준다. (강도: ●●●●)

# 9_ 볼록해진 부유방 빼기

    부유방은 가슴이 아닌 다른 부위에 생겨서 가슴처럼 보여 제2의 유방이라고도 한다. 진짜 부유방은 성장하면서 없어지는데, 때로는 남아있는 경우도 있으나 대부분은 지방으로 만들어진 가성 부유방이다. 진짜 부유방은 때로는 생리 시 유방과 함께 통증이 있을 수도 있고, 함께 커지고 반응하기도 한다. 그러나 가성 부유방은 통증은 없으나 임신과 출산, 체중 증가 시 더 커질 수도 있어 브레지어 밖으로 튀어나온 살에 신경이 쓰인다.

    평상시 적정 체중을 잘 유지하고, 육류와 유제품은 멀리하고, 충분한 수면이 중요하다. 유선 성분 없이 지방이 축적되어 생기는 가성 부유방은 주로 겨드랑이 주변에 발생한다. 가슴근육을 키우는 운동과 팔 운동, 겨드랑이 마사지를 충분히 해주면 볼록해진 부유방은 빠진다.

마사지 부위 : 부유방, 겨드랑이, 복부

준비물 : 아로마 오일

소요 시간 : 약 5분~10분

마사지 횟수 : 매일 아침저녁, 수시로

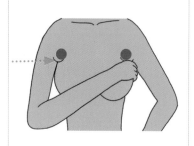

① 부유방이 있는 부위를 겨드랑이 방향으로 손바닥 전체로 움켜잡아 살짝 당긴다는 느낌으로 주물러준다. 같은 동작을 10회 반복한다. (강도: ●●●)

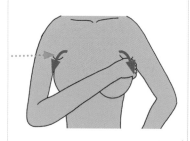

② 부유방이 있는 부위를 손바닥 전체를 사용하여 겨드랑이 쪽으로 밀어낸다. 같은 동작을 10회 반복한다. (강도: ●●)

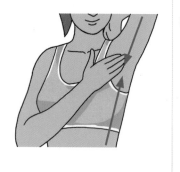

③ 왼팔을 들고 오른손 손바닥 전체를 사용하여 팔꿈치에서 겨드랑이로 내려주고, 옆구리 갈비뼈 끝에서 겨드랑이 쪽으로 부드럽게 올려준다. 같은 동작을 10회 반복한다. 반대편도 동일하게 해준다. (강도: ●●)

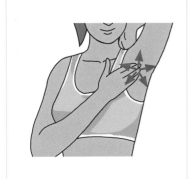

④ 왼쪽 겨드랑이 중앙에 오른손 손바닥 전체를 놓고 빈 공기를 잡듯이 움켜쥔 다음 수직으로 살짝 당겨준다. 이때 모여 있던 노폐물이 배출된다. 같은 동작을 5회 반복한다. 반대편도 동일하게 진행한다. (강도: ●●)

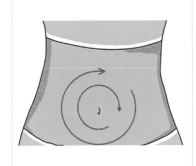

⑤ 배꼽을 중심으로 손바닥을 이용하여 시계 방향으로 큰 원, 작은 원을 번갈아 가며 그려준다. 같은 동작을 10회 반복한다. (강도: ●●●●●)

# 4. 몸속 건강을 채우는 토르소 마사지

## 1_ 가슴이 찌릿찌릿 아플 때

연령과 상관없이 많은 사람들이 가슴 통증을 호소한다. 병원에 가서 이것저것 검사를 해봐도 별 이상이 없다 하고, 딱히 병명도 없는 데 주기적으로 혹은 비주기적으로 찌릿찌릿하다.

가슴은 대흉근에 붙어있어 팔을 많이 쓰거나 어깨가 구부정하거나 몸이 좌우 비대칭이 심해도 아플 수 있고, 월경으로 인한 호르몬의 변화로 인해서도 아플 수 있다. 또한 위장이나 혈관 질환, 여성 질환, 극심한 스트레스로 인해서도 아플 수 있다.

평상시 팔을 많이 흔들며 걷고, 한 번씩 두 손을 땅에 짚고 엉금엉금 기어다니는 자세는 큰 도움이 된다. 또한 너무 꽉 끼는 브라는 피하고, 평소에 가슴을 펴는 바른 자세를 취하고, 동물성 지방 섭취를 줄이며 소식을 생활화한다. 항상 긍정적인 생각을 갖고 스트레스를 잘 조절하며 혈액과 림프액이 막히지 않도록 마사지를 꾸준히 해주면 가슴이 찌릿찌릿한 증상은 호전된다.

마사지 부위 : 가슴, 흉선, 겨드랑이

준비물 : 아로마 오일

소요 시간 : 약 5분~10분

마사지 횟수 : 매일 아침저녁

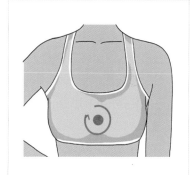

① 양쪽 유두 사이 일직선으로 정중앙의 움푹 들어간 곳을 양손 네 손가락을 이용하여 약간 누르듯이 시계 방향으로 작은 원을 그리며 풀어준다. 같은 동작을 5회 반복한다. 간혹 이 부위에 통증을 느끼기도 하는데 그럴 땐 더 부드럽게 해주며 횟수를 늘려준다. (강도: ●●●)

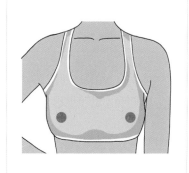

② 양쪽 유두 사이 일직선의 정중앙에서 손가락 세 마디만큼 바깥쪽으로 양쪽 가운뎃손가락으로 3초간 꾹 눌러준다. 같은 동작을 5회 반복한다. (강도: ●●●●)

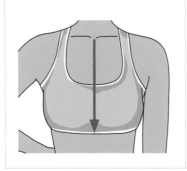

③ 가슴 정중앙의 골을 따라 쇄골 아래에서 배꼽 아래로 쭉쭉 내려준다. 같은 동작을 10회 반복한다. (강도: ●●●)

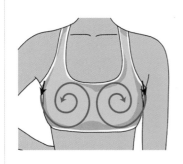

④ 네 손가락을 이용하여 겨드랑이에서 나선형을 그리며 풀듯이 가슴 전체를 만져준다. 같은 동작을 5회 반복한다. (강도: ●●)

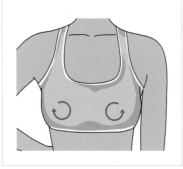

⑤ 왼쪽 유두를 오른손 손끝으로 잡고 천천히 부드럽게 바깥쪽으로 돌려준다. 같은 동작을 5회 반복한다. 반대편도 동일하게 해준다. (강도: ●)

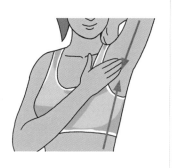

⑥ 왼팔을 들고 팔꿈치에서 겨드랑이로 내려주고, 옆구리 갈비뼈 끝에서 겨드랑이 쪽으로 오른손 손바닥으로 부드럽게 올려준다. 같은 동작을 5회 반복한다. 반대편도 동일하게 진행한다. (강도: ●●)

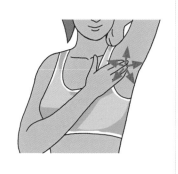

⑦ 왼쪽 겨드랑이 중앙에 오른손 손바닥 전체를 놓고 빈 공기를 잡듯이 움켜쥔 다음 수직으로 살짝 당겨준다. 이때 모여 있던 노폐물이 배출된다. 같은 동작을 5회 반복한다. (강도: ●●)

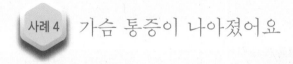

시도 때도 없이 가슴이 찌릿찌릿, 어떤 때는 욱신거리기도 하고 어떤 때는 아무 증상이 없기도 했어요. 30대 후반이 되면서부터 나타난 증상인데 이런 증상이 있을 때마다 인터넷 검색을 하고 무슨 큰 병이나 있지 않을까 걱정이 되었죠. 그런데 병원 한번 가기는 왜 이리 겁나는지….

벼르고 벼르다 어느 날 용기를 내서 병원에 갔어요. 이런저런 검사 다 해보았는데 어떤 병명도 나오지 않았어요. 참 다행이다 싶었죠. 그런데 왜 통증이 있냐고 선생님께 여쭤봤더니 아무 이유가 없는 것이 증상이라고 했고, 이런 걸로 찾아오는 환자가 꽤 많다 하셨어요. 이런 고통이 저만 있는 게 아니었나 봐요. 그런데 기분 탓인지 검사받은 뒤로 한 3개월 동안은 통증이 없는 거예요. 이게 스트레스였나 싶기도 하고, 그런데 얼마 지나지 않아 예전처럼 욱신욱신 통증이 느껴졌어요. 원인을 제대로 알아야 치료라도 받지…. 그러던 중 친구의 권유로 이영숙테라피를 알게 되었어요.

친구가 토르소 마사지 꼭 받아보라고 하기에 무엇인지 궁금하기도 해서 방문해봤죠. 좀 먼 거리이긴 했어요. 하지만 가슴 부위를 전문적으로 만져주는 곳을 찾기가 쉽지 않았어요. 원장님께서 제

얘기를 다 들어보시더니 병원에 갔을 때 그 의사 선생님처럼 나와 같은 증세가 있는 사람들이 꽤 많다고 하네요. 원인이 무엇이냐니깐, 저더러 일어나 보라고 했어요. 그리고 다시 누워보라고 하더니 내 몸이 어디가 잘못되었는지 조목조목 짚어주셨어요.

일단 어렸을 때 다리를 다친 적이 있었는데 그 때문인지 왼쪽 오른쪽이 심하게 틀어져 있고, 양쪽 가슴 높이와 갈비뼈의 높낮이도 많이 차이가 나고, 팔뚝의 차이도 엄청나다고 했어요. 그렇다 보니 굴곡 없이 쭉쭉 뻗어야 하는 혈액이 제대로 흐르지 못하고, 배출되어야 하는 노폐물도 잘 빠져나가지 못한다고 했어요. 결국 틀어짐에서 오는 혈액순환과 림프순환이 문제라고 했어요.

방법은 마사지를 해주면 통로를 열어줘서 들어가고 나가는 것이 수월해진다는 거예요. 결론은 막힘이 문제였던 거예요. 혈관이 얼마나 중요한지, 그리고 어렸을 적 사고가 이렇게 나이 들어 나타날 수 있다는 거에 다시금 놀랐어요. 방법은 마사지와 스트레칭으로 몸이 더 이상 틀어지지 않게 하고 혈액순환에 좋은 음식 위주로 섭취하라고 일러주셨어요.

드디어 토르소 마사지를 받게 되었는데 저 같은 경우는 위장의 음식물이 잘 통과되고 가슴과 갈비뼈의 막힌 곳이 풀어지도록 해서 겨드랑이에서 잘 배출시키도록 해야 한다고 했어요. 그래서 복부, 가슴, 갈비뼈, 겨드랑이를 동시에 받았어요. 그런데 가슴만 아플 줄 알았는데 만지는 곳마다 다 찌릿찌릿 아픈 거예요. 다른 곳도 다 막혀있었나 봐요.

그러다 3회차 정도 받게 되니 아픈 곳이 서서히 줄어들었어요. 이때 홈케어도 일러 주셨는데 생각보다 어렵지 않았어요. TV 볼 때나 쉬는 시간에 수시로 가슴과 겨드랑이를 만져 주라는 것이었어요. 그렇다고 크게 힘이 들어가지도 않았어요. 그냥 슬렁슬렁 내 몸을 어루만지는 거였는데, 언제부턴가 가슴 통증이 느껴지지 않더라고요.

이 가슴 통증이란 게 크게 고통스럽지는 않지만, 여자이다 보니 아플 때마다 신경이 쓰일 수밖에 없는 그런 남모를 고민거리였었죠. 토르소 마사지를 받다 보니 내 몸이 얼마나 소중한지, 복부며, 가슴이며, 어디 한 곳 연결이 안 된 곳이 없고, 건강을 지키기 위해 노력해야겠다는 생각이 새삼 들었어요.

지금은 집에 오면 브라는 무조건 착용하지 않아요. 쪼이는 옷이 림프순환에 얼마나 방해가 되는지도 알고, 육류나 인스턴트식품도 자제하고 있어요. 그리고 가슴과 겨드랑이 마사지가 내 건강을 지키는 데 얼마나 큰 역할을 하는 것인지도 알게 되었어요. 이영숙테라피의 토르소 마사지로 인해 저는 다시 내 건강을 되찾았고, 잘못된 생활방식도 거의 개선되었어요. 무엇보다 근본을 해결하고자 하는 이영숙테라피의 그 투철한 사명감에 박수를 보내드리고 싶습니다.

## 2_ 갑상선 주변 마사지

갑상선은 호르몬 분비 기관으로 우리 몸의 대사 작용과 체온 조절, 성장과 발육 에너지를 주는 역할을 한다. 목의 앞쪽 중앙에 위치하며 앞에서 보면 나비 모양으로 후두와 기관 앞에 붙어 있는 갑상선은 목소리와도 깊은 연관이 있으니 몸이 피로해지지 않도록 생활습관을 조절하는 것이 필요하다.

과다한 스트레스나 노동으로 인해 면역력이 약해지면 이곳이 붓거나 딱딱해지고, 비대해지며, 염증이 생길 수 있다. 이로 인해 호르몬의 불균형이 오면 갑상선 기능 저하, 항진증이 올 수 있는데, 평상시 질 좋은 수면을 취하고 꾸준한 운동을 해서 면역력이 떨어지지 않도록 한다.

또한 소화작용과도 연관이 깊어 균형 잡힌 식생활을 하고 가공식품, 흡연이나 음주는 절대적으로 피한다. 갑상선질환은 여성에게 특히 많은데 울퉁불퉁한 목 라인은 보기에도 좋지 않다.

평상시 불안이나 근심 걱정을 멀리하고 평온한 마음을 갖도록 하고, 갑상선 주변을 잘 풀어주고 목 스트레칭을 수시로 한다. 그러면 목에 쌓인 노폐물이 빠지고 혈액과 림프액이 잘 흘러 건강한 목을 만들 수 있고, 피로한 증상이 많이 개선된다.

마사지 부위 : 목, 쇄골

준비물 : 아로마 오일

소요 시간 : 약 5분~10분

마사지 횟수 : 매일 아침저녁, 수시로

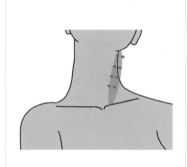

① 흉쇄유돌근 양옆을 엄지와 검지를 이용하여 아래 방향으로 내려오면서 잡듯이 당겨준다. 같은 동작을 5회 반복한다. (강도: ●●)

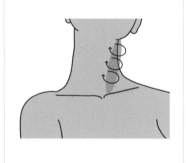

② 귀 뒤쪽 움푹 들어간 곳에서 시작하여 쇄골 안쪽까지 촘촘히 원을 그리며 흉쇄유돌근을 풀어준다. 같은 동작을 5회 반복한다. (강도: ●●●)

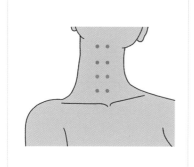

③ 목 중앙 뼈를 사이에 두고 목이 시작되는 부위부터 목이 끝나는 곳까지 엄지와 네 손가락을 이용하여 촘촘히 3초간 꾹꾹 눌러준다. 같은 동작을 5회 반복한다. (강도: ●●)

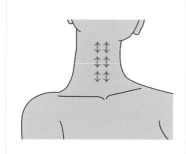

④ 목 중앙 뼈를 사이에 두고 목이 시작되는 부위부터 목이 끝나는 곳까지 엄지와 네 손가락을 이용하여 2cm 정도씩 위아래로 왔다 갔다 한다. 한 동작을 5회 반복한다. (강도: ●●)

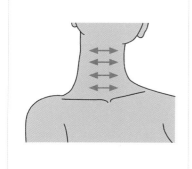

⑤ 목 중앙 뼈를 목이 시작되는 부위에서 끝나는 곳까지 양옆으로 왔다 갔다 한다. 한 동작을 5회 반복한다. (강도: ●●●)

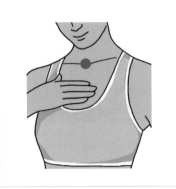

⑥ 목 중앙 움푹 들어간 곳을 중지를 이용하여 아래로 밀듯이 3초간 꾹 눌러준다. 같은 동작을 5회 반복한다.
(강도: ●●●)

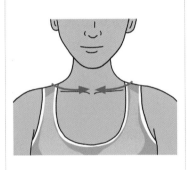

⑦ 왼쪽 쇄골 어깨 끝 움푹 들어간 곳에서 시작하여 쇄골 안쪽 목 중앙 움푹 들어간 곳까지 오른손 네 손가락을 이용하여 천천히 부드럽게 내려준다. 같은 동작을 5회 반복해준다. 반대편도 동일하게 진행한다. (강도: ●)

# 3_ 툭 튀어나온 겨드랑이 안쪽 마사지

겨드랑이 안쪽이 튀어나온 경우는 어깨 결림이나 통증, 가슴이 아픈 경우, 팔뚝에만 유난히 살이 찐 경우, 등이 뻐근하거나 손이 잘 붓고 오십견이 왔을 때, 혹은 유방 확대 수술을 한 경우다. 림프절이 많은 부위인 이곳에 노폐물이 쌓여 툭 튀어나와 있으면 배출이 어려워지고 생각보다 많은 질병을 초래한다.

이 부위는 스치기만 해도 아픈 경우가 있고, 아무런 통증이 없는 경우도 있다. 살이 찌지 않게 하는 것이 중요하고, 수시로 팔을 들어 스트레칭을 해주는 것도 좋다. 평상시 한 자세로 컴퓨터를 사용하거나 팔을 무리하게 쓰는 것을 삼가고, 식단은 채식 위주로 소식 하는 것이 좋다. 이곳을 잘 마사지해주면 뭉친 게 풀어지면서 사이즈가 줄어든다. 이로 인해 어깨 통증을 비롯한 많은 질환들이 예방된다.

마사지 부위 : 겨드랑이

준비물 : 아로마 오일

소요 시간 : 약 5분~10분

마사지 횟수 : 매일 아침저녁, 수시로

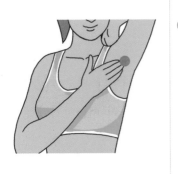

① 겨드랑이 안쪽의 툭 튀어나온 곳을 네 손가락을 이용하여 3초간 꾹 눌러준다. 많이 아픈 경우엔 강도를 약하게 한다. 같은 동작을 5회 반복한다. 겨드랑이는 많이 튀어나온 쪽부터 실행한다. (강도: ●●●)

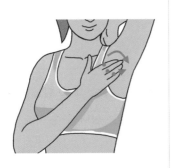

② 네 손가락을 이용하여 툭 튀어나온 곳을 시계 방향으로 5회, 반시계 방향으로 5회, 풀듯이 돌려준다. 이 과정을 거치는 동안 툭 튀어나온 곳이 부드러워지는 것을 느낄 수 있다. (강도: ●●●)

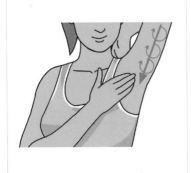

③ 팔꿈치 쪽에서 네 손가락을 이용하여 시계 방향으로 돌려가며 겨드랑이 중앙으로 모아준다. 같은 동작을 5회 반복한다. (강도: ●●)

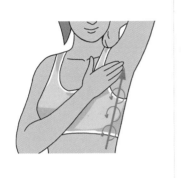

④ 옆구리 갈비뼈 끝에서 네 손가락을 이용하여 반시계 방향으로 돌려가며 겨드랑이 중앙으로 모아준다. 같은 동작을 5회 반복한다. (강도: ●●)

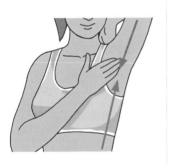

⑤ 팔을 올린 후 팔꿈치에서 겨드랑이로 내려주고, 옆구리 갈비뼈 끝에서 겨드랑이 쪽으로 부드럽게 올려준다. 같은 동작을 5회 반복한다. (강도: ●●)

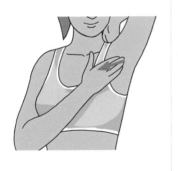

⑥ 겨드랑이 중앙에 손바닥 전체를 놓고 가슴 쪽으로 당겨준다. 같은 동작을 5회 반복한다. (강도: ●●)

## 사례 5 겨드랑이 안쪽이 매끈해졌어요

하루 종일 앉아서 컴퓨터로 작업을 하는 직업이다 보니 늘 어깨가 아프고, 눈도 침침하고, 두통을 달고 살았습니다. 그렇다고 직업을 바꿀 수도 없는 현실이고, 그냥 아픔은 내 삶의 일부인가보다 하고 버텼죠. 그런데 어느 날 어깨가 아프고, 팔엔 힘이 없고, 자다가 깰 정도로 아픔의 강도가 높아졌어요. 그 순간이 얼마나 무섭던지…. 다음날 팔을 들려고 하는데 도무지 올라가지 않았어요. 결론은 병원으로 출근을 했죠.

그런데 병원에서는 단순 근육통이라고만 하고 약만 처방해주었어요. 약을 먹으니 금세 좋아지는 거 같았는데, 며칠 괜찮다가 또다시 통증이 시작됐어요. 그러던 중 TV를 보는데 겨드랑이에 대해서 나오더라구요. 솔직히 그동안 내 겨드랑이를 한 번도 눈여겨 본 적이 없었는데 이날만큼은 유심히 보게 됐어요. 그리고 놀랐죠! 겨드랑이에 주먹만 한 알맹이가 툭 튀어나와 있었어요. 나만 그런 건가? 다른 사람도 그런가? 같이 살고 있는 언니랑 비교해보니 역시 내 겨드랑이에 문제가 있다는 걸 알았어요.

마침 겨드랑이를 전문적으로 마사지해준다는 곳이 있어서 찾아가 봤어요. 원장님은 내 몸 이곳저곳을 눈여겨보시더니 이렇게 팔이 아픈 것도, 어깨가 아픈 것도, 그리고 뒤에 견갑근이 많이 유착되어 있는 것도, 이 모든 것이 겨드랑이 림프절의 문제라고 하셨어요. 너무 많은 노폐물이 쌓여있어 다음 노폐물을 처리할 곳이 없다고⋯. 결론은 겨드랑이의 쓰레기통을 치워야 한다고 말씀하셨어요. 그래도 원인을 알아서 얼마나 다행인지 일단 팔을 올려 마사지를 받아야 한다는데 팔이 잘 안 올라가서 올라가는 만큼만 겨우 올리고 마사지를 시작했어요.

그런데 손대는 곳마다 찌릿찌릿 얼마나 아프던지, 그간 딱히 이곳이 아프진 않았었거든요. 그렇다고 내가 꼼꼼히 제대로 만져본 적도 없었지만, 그런데 이곳에 이렇게 노폐물이 쌓여있어도 경우에 따라서는 통증이 없을 수도 있다고 하셨어요.

처음엔 팔 올리는 것마저도 힘들어 90도 각도로 놓고 마사지를 했었는데, 어느 순간부터 팔이 쑥쑥 올라가더니 겨드랑이에 툭 튀어나와 있던 그 무엇인가가 눈에 띄게 작아지더라고요. 그리고 자가 마사지법도 알려주셔서 아침저녁으로 잊지 않고 마사지를 해줬어요. 내 몸은 소중하니까요. 아프니까 노력하게 되더라고요. 그리고 컴퓨터를 만질 때도 바른 자세로 40분에 한 번은 다른 동작을 하다 다시 앉아서 일하는 습관을 들였어요. 그리고 수시로 스트레칭도 잊지 않았고요.

이렇게 관리를 해주니 1주일이 채 안 되었는데도 팔이 잘 올라가고 어깨 아픈 것도 없어졌어요. 겨드랑이 마사지가 이렇게 중요한 줄 몰랐답니다. 이젠 겨드랑이 마사지 전도사가 되어 저랑 같은 일을 하는 동료들에게도 마사지법을 알려주고 있어요. 그리고 수시로 나의 겨드랑이를 살피고 이곳을 마사지해 주었어요 이젠 겨드랑이 마사지의 놀라운 효과로 어깨도 안 아프고 팔도 안 아파요. 그리고 기대도 안 했는데 팔뚝 살도 살짝 빠진 거 같고요. 겨드랑이는 매끈해졌어요.

# 4_ 어깨가 콕콕 쑤실 때

어깨는 목, 등, 가슴, 복부와 깊은 연관이 있어 이 부위가 막혀 있으면 함께 반응한다. 그래서 몸이 피로하거나 긴장하고 스트레스를 받으면 경직되고 콕콕 쑤시기도 한다. 이곳이 막히면 어깨가 앞으로 축 처지고 나중에 오십견이나 견비통, 팔뚝이 굵어질 수 있다. 그래서 예방이 중요한 데, 팔이나 어깨를 사용하는 장시간의 중노동은 피하고, 오랫동안 컴퓨터나 핸드폰을 사용하는 습관도 자제하는 것이 좋다.

수시로 자세 교정을 해주고, 어깨를 이완시키는 운동과 스트레칭을 한다. 무엇보다 스트레스를 빨리 해소하는 것이 필요하고, 온찜질도 도움이 된다. 이와 함께 매일 하는 마사지는 어깨 주변의 혈액과 림프의 흐름이 좋아져 증상이 빨리 해소된다.

마사지 부위 : 복부, 목, 어깨

준비물 : 아로마 오일

소요 시간 : 약 5분~10분

마사지 횟수 : 매일 아침저녁, 수시로

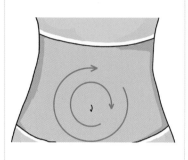

① 양 손바닥을 포개어 시계 방향으로 큰 원, 작은 원을 번갈아 가며 그려준다. 같은 동작을 10회 반복한다. (강도: ●●)

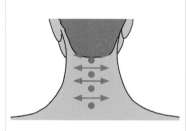

② 뒷목 위 중간 헤어라인이 끝나는 지점의 움푹 들어간 곳에서 시작하여, 양쪽으로 손가락 한 마디 떨어진 부위를 네 손가락을 이용해서 목이 끝나는 지점까지 양 옆으로 왔다 갔다 한다. 같은 동작을 5회 반복한다. (강도: ●●●●)

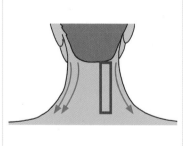

③ 헤어라인이 끝나는 지점의 목 중앙 뼈에서 왼쪽으로 손가락 한 마디 옆을 오른손 네 손가락을 이용하여 목 측면 전체를 윗목에서 목이 끝나는 곳까지 천천히 쓸어내린다. 같은 동작을 5회 반복하며 반대편도 같은 방법으로 실시한다.
(강도: ●●)

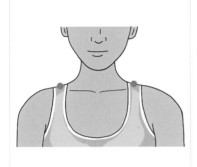

④ 유두에서 수직으로 어깨선과 만나는 지점을 꾹 눌러준다. 같은 동작을 5회 반복한다. 이 부위는 어깨 결림에 특효약이다. (강도: ●●●●●)

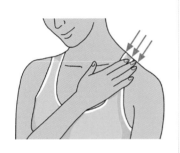

⑤ 왼쪽 솟아오른 승모근에 오른손 손끝을 모아 앞으로 당긴다는 느낌으로 5초간 눌러준다. 같은 동작을 10회 이상 반복하고 반대편도 같은 방법으로 실시한다. (강도: ●●●●)

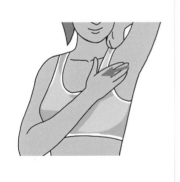

⑥ 겨드랑이 중앙에 손바닥 전체를 놓고 가슴 쪽으로 당겨준다. 같은 동작을 5회 반복한다. (강도: ●●)

# 5_ 허리 고관절 마사지

고관절은 골반과 다리를 연결하는 관절로써 걷고, 서고, 앉을 수 있도록 해준다. 또한 상체와 하체를 연결해주는 관절이어서 상체에 문제가 생겨도 함께 통증이 올 수 있다. 그래서 고관절과 허리 통증은 거의 동시에 진행된다.

허리와 고관절의 통증은 특히 임신과 출산, 폐경 이후 여성에게 잘 나타나고, 장시간 의자에 앉아 있는 학생이나 직장인, 갑자기 살이 찐 경우와 척추의 문제, 고관절 인대의 손상, 극심한 스트레스, 다리가 좌우 비대칭인 경우, 아랫배의 통증, 여성의 월경 중에도 뻐근하고 아플 수 있다.

평상시 자세를 바로 하고, 수면 시 종아리와 허벅지 사이에 이불을 고정하고, 허리와 고관절이 바닥에 평평하게 놓이도록 해서 잠을 자는 것도 도움이 되고, 이 부위를 따뜻하게 해주고 반신욕을 하는 것도 좋다.

쪼그리고 앉는 자세나 다리를 꼬고 앉는 자세는 금물이고, 항상 편안한 신발을 신고, 스트레칭과 함께 마사지를 병행하면 고관절 부위 림프의 기능이 원활해져 통증이 호전된다.

마사지 부위 : 서혜부, 천골, 치골, 허리, 복부, 등

준비물 : 아로마 오일, 폼롤러

소요 시간 : 약 5분~10분

마사지 횟수 : 매일 아침저녁

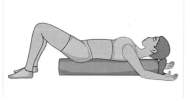

① 폼롤러 끝에 앉아 엉덩이, 허리, 등의 순서로 폼롤러와 일자가 되게 누워 척추를 중심으로 좌우 롤링해준다. 같은 동작을 10회 반복한다.

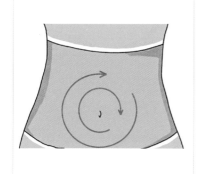

② 배꼽을 중심으로 양 손바닥을 포개어 오른쪽 복부 밑에서 시작해서 시계 방향으로 큰 원, 작은 원을 번갈아 가며 그려준다. 같은 동작을 10회 반복한다. 이때 아픈 부위가 있으면 부드럽게 돌려준다.
(강도: ●●●●)

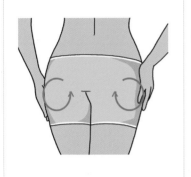

③ 다리를 모으고 엉덩이에 힘을 줬을 때 양옆 움푹 들어가는 부위에 양 손바닥 전체를 대고 엉덩이 안쪽으로 돌려준다. 같은 동작을 10회 반복한다.
(강도: ●●●)

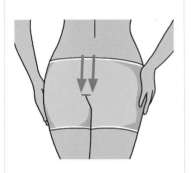

④ 엉덩이 중앙 꼬리뼈 위의 역삼각형 모양에 두 손을 포개어 꼬리뼈 쪽으로 쭉쭉 내려준다. 같은 동작을 10회 반복한다.
(강도: ●●●●)

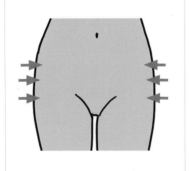

⑤ 허리 밑 골반뼈에서 다리로 이어지는 고관절 사이를 양손을 이용하여 네 손가락은 앞으로 엄지는 뒤로 해서 움켜잡듯이 꾹꾹 눌러준다. 한 부위당 10회 반복한다. (강도: ●●●●)

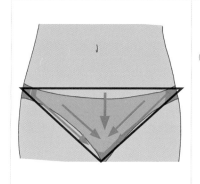

⑥ 삼각팬티 라인 모양대로 양손 네 손가락을 이용하여 회음부 방향으로 쭉쭉 내려준다. 같은 동작을 10회 반복한다. (강도: ●●●)

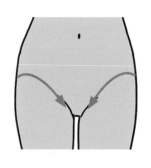

⑦ 양 손바닥 전체를 사용하여 팬티 라인을 따라 아주 천천히 내려간다. 같은 동작을 10회 반복한다. (강도: ●)

# 6_ 겨드랑이 안쪽이 까맣게 착색되었을 때

겨드랑이는 땀샘이 많고 팔과 접혀있어 습한 부위일 수 있다. 또한 피부조직이 얇아서 건강상태, 식이상태와 직결되기도 한다. 그래서 비만이거나 땀을 많이 흘리는 경우, 혈액이 탁한 경우엔 색소침착이 될 수 있다. 아토피와 같은 피부질환이 있는 경우나 출산에 따른 호르몬의 불균형으로 인해서도 일어날 수 있다. 또한 림프절이 있는 부위라 피부 속에서 노폐물이 배출되어 색소침착이 나타나기도 한다.

살이 찌지 않도록 유의하고, 채식 위주의 식사를 하고, 잦은 제모나 화학성분이 많이 함유된 제품은 쓰지 않는 것이 좋으며, 너무 꽉 끼는 옷은 피하는 것이 좋다.

항상 청결을 유지하고 팔 운동과 함께 겨드랑이 림프 마사지를 꾸준히 하면 착색된 부위는 많이 밝아진다.

마사지 부위 : 갈비뼈, 복부, 겨드랑이

준비물 : 아로마 오일

소요 시간 : 약 5분~10분

마사지 횟수 : 매일 아침저녁

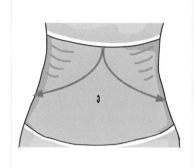

① 복부가 시작되는 중간 명치에서 양쪽 갈비뼈 아래를 양손 네 손가락을 이용하여 바깥으로 빼준다. 같은 동작을 10회 반복한다. 이때 손가락이 갈비뼈 속으로 깊게 들어간다. (강도: ●●●●)

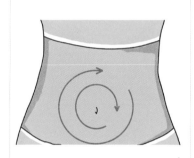

② 배꼽을 중심으로 양 손바닥을 포개어 오른쪽 복부 밑에서 시작해서 시계 방향으로 큰 원, 작은 원을 번갈아 가며 그려준다. 같은 동작을 10회 반복한다. 이때 아픈 부위가 있으면 부드럽게 돌려준다. (강도: ●●●)

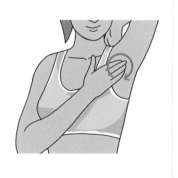

③ 왼팔을 들고 오른손 손바닥 전체를 사용하여 착색된 부위를 시계 방향으로 돌려준다. 같은 동작을 10회 반복하며 반대편도 같은 방법으로 실시한다. (강도: ●●)

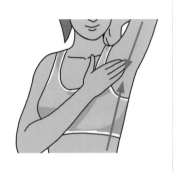

④ 팔을 들어 팔꿈치에서 겨드랑이로 내려 주고, 옆구리 갈비뼈 끝에서 겨드랑이 쪽 으로 부드럽게 올려준다. 같은 동작을 10회 반복한다. (강도: ●●)

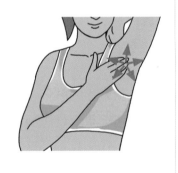

⑤ 왼쪽 겨드랑이 중앙에 오른손 손바닥 전 체를 놓고 빈 공기를 잡듯이 움켜쥔 다음 수직으로 살짝 당겨준다. 이때 모여 있던 노폐물이 배출된다. 같은 동작을 5회 반 복한다. (강도: ●●)

# 7_ 변비 탈출 마사지

오랜 시간 변이 장에 머물러 있으면 결국 혈관을 통해 전신을 돌고 돌아 여러 가지 질환을 초래한다. 이는 비만을 비롯한 복부의 냉증과 몸의 피로를 유발하며 피부에도 좋지 않은 영향을 미친다.

변비의 원인은 운동 부족, 과도한 육류 섭취와 인스턴트식품 섭취, 수분 부족, 스트레스가 원인일 수 있다. 식이섬유가 풍부한 과일과 채소를 충분히 섭취하고, 하루 2리터 이상의 물과 온몸을 움직이는 전신운동, 걷고 뛰는 것이 중요하고 수시로 항문 조이는 연습을 해주면 큰 도움이 된다. 이와 함께 마사지를 생활화하면 장의 연동운동에 도움이 되어 변비가 빨리 해소된다.

마사지 부위 : 복부, 엉덩이

준비물 : 아로마 오일

소요 시간 : 약 5분~10분

마사지 횟수 : 매일 아침저녁, 수시로

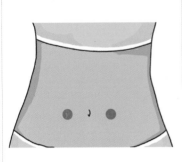

① 배꼽을 중심으로 손가락 세 마디 정도 떨어진 지점을 양손 네 손가락으로 3초간 꾹 눌러준다. 같은 동작을 5회 반복한다. (강도: ●●●●●)

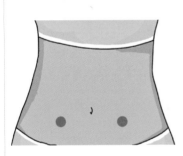

② 배꼽 양옆으로 손가락 네 마디 위치에서 3cm 아래로 손을 내린 후 양손 네 손가락으로 5초간 깊숙하게 눌러준다. 같은 동작을 5회 반복한다. 이 과정을 거치는 동안 복부 팽만감이 줄어드는 걸 느낄 수 있다. (강도: ●●●●●)

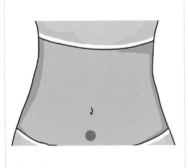

③ 배꼽 아래 손가락 두 마디를 내려온 지점에서 양손 네 손가락을 이용해 아래 방향으로 5초간 강하게 눌러준다. (강도: ●●●●●)

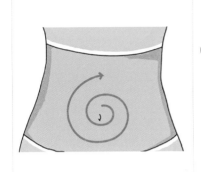

④ 배꼽 주변부터 시계 방향으로 작은 원을 그리면서 점차 원을 크게 그려준다. 같은 동작을 10회 반복한다. (강도: ●●●●●)

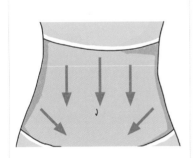

⑤ 두 주먹을 이용하여 복부 위에서 아래로, 허리 옆구리에서 넓적다리 안쪽 방향으로 내려준다. 같은 동작을 10회 반복한다. (강도: ●●●●)

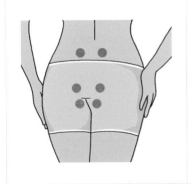

⑥ 허리 중간에서 양옆으로 두 마디 지점에서 양손 엄지를 이용하여 깊숙이 꾹~ 눌러주고, 항문 주변을 네 손가락을 이용하여 꾹꾹 힘 있게 눌러준다. 이 부위는 배변에 큰 도움이 된다. 같은 동작을 10회 이상 반복한다. (강도: ●●●●●)

## Tip 아침 사과는 약이다

사과는 가격도 저렴하고 일상에서 언제든 쉽게 구할 수 있다. "하루 사과 한 알이면 의사가 필요 없다"는 속담에서 알 수 있듯이 사과는 우리 몸에 그 어떤 것보다 유익하다.

사과에 들어있는 펙틴은 장내 유익균을 늘리고 유해균을 몰아내 대장에서 간으로 가는 혈액을 깨끗하게 한다. 이 밖에도 위장 운동을 활발하게 하고 대변의 양을 늘려 아침 쾌변에 제격이다.

또한 간을 튼튼하게 하고 동맥경화와 활성산소를 몰아내니 면역력이 쑥쑥 높아진다. 이렇게 장속 청소부인 사과! 그래서 아침 사과는 금 사과라는 말을 쓴다, 사과를 먹을 때는 껍질째 먹고 위산이 많은 사람은 공복은 피하는 것이 좋다. 또한 사과는 120℃로 가열해도 펙틴이 파괴되지 않아 고도의 영양이 필요할 때는 가열해서 먹는 것도 좋다.

# 8_ 가슴이 답답할 때

사회생활을 하다 보면 불안과 걱정, 두려움이 동반된다. 이로 인해 가슴이 답답하기도 하고 아파 오기도 한다. 특히 이 증상은 갱년기 여성들에게 많은 편이며, 신체적으로 등이 굽고 가슴이 오므라들어도 이런 증상이 올 수 있다. 또한 호흡기 질환이 있거나 심장과 폐가 확장되고, 위장의 소화력이 부족하고, 혈관이 건강하지 않아도 나타날 수 있다.

평상시 채식 위주의 식사와 걷기를 생활화하고, 몸에 무리가 가는 노동은 가급적이면 피하고 담배, 술, 커피는 하지 않는 것이 좋다. 항상 편안한 마음을 갖고, 천천히 심호흡을 하는 습관을 들인다.

명상과 함께 마사지를 해주면 혈액순환이 원활해져서 폐 기능, 심장 기능이 좋아져 면역력도 생기고 답답하던 증상도 호전된다.

마사지 부위 : 등, 흉선, 복부

준비물 : 아로마 오일, 폼롤러

소요 시간 : 약 10분~15분

마사지 횟수 : 매일 아침저녁, 수시로

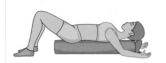
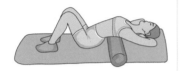

① 폼롤러 끝에 앉아 엉덩이, 허리, 등 순서로 폼롤러와 일자가 되게 누워 척추를 중심으로 좌우 롤링해주고, 가로로 누워 엉덩이, 허리, 등 순서로 롤링해준다. 같은 동작을 10회 반복한다.

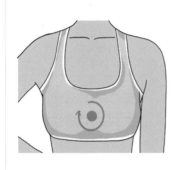

② 양쪽 유두 사이 일직선으로 정중앙의 움푹 들어간 곳을 양손 네 손가락을 이용하여 약간 누르듯이 시계 방향으로 작은 원을 그리며 풀어준다. 같은 동작을 5회 반복한다. 간혹 이 부위에 통증을 느끼기도 하는데 그럴 땐 더 부드럽게 해주며 횟수를 늘려준다. (강도: ●●●)

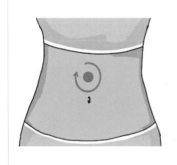

③ 복부의 중심선으로 명치와 배꼽의 중간 지점을 양손 네 손가락을 이용하여 한 번 꾹 눌러주고 시계 방향으로 원을 그리며 풀어준다. 같은 동작을 5회 반복한다. 이때 복식호흡과 같이 하면 더 좋은 효과를 얻을 수 있다. (강도: ●●●●)

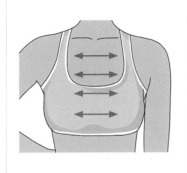

④ 목 밑 쇄골 밑에서 명치까지 복부의 중심선을 양손 네 손가락을 이용하여 가슴 양방향으로 끌어낸다. 같은 동작을 5회 반복한다. 이때 갈비뼈 사이사이를 열어준다는 생각으로 한다. (강도: ●●●)

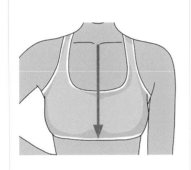

⑤ 가슴 정중앙의 골을 따라 위에서 배꼽 아래로 양손 네 손가락을 이용하여 쭉쭉 내려준다. 같은 동작을 10회 반복한다. (강도: ●●●)

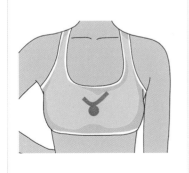

⑥ 양쪽 유두 사이 일직선으로 정중앙의 움푹 들어간 곳을 주먹을 살짝 쥐고 두드려준다. 같은 동작을 5회 반복한다. (강도: ●●●●)

# 9_ 두통이 심할 때

두통의 원인으로는 과도한 스트레스와 육체적 피로, 수면 부족, 위장 질환 혹은 혈관 질환, 생리통 등 여러 가지가 있다. 때로는 구토 증상이나 어지러움, 어깨 결림, 이명, 안구 통증, 불면증까지 동반해 집중력이 떨어져 삶의 질이 낮아지게 된다. 이로 인해 만성피로가 쌓이고 인상까지 바뀌게 된다.

평상시 과식이나 과음, 피로가 쌓이지 않도록 조절하고 충분한 휴식과 일찍 자고 일찍 일어나며 숙면을 취할 수 있도록 잠자리에 신경을 쓰도록 한다. 베개의 높낮이도 잘 맞추는 것이 좋고, 잘못된 자세로 인해 일자목이 되지 않도록 주의하고, 운동을 꾸준히 하며 피를 맑게 하는 음식을 섭취하는 것이 좋다.

평소에 과식이나 폭식을 삼가하고 소식을 하는 것이 중요하다. 또한, 긍정적인 마음을 갖고 깊은 호흡과 수시로 마사지를 해서 머리에 충분한 산소 공급이 되도록 해주면 두통은 곧 사라진다.

마사지 부위 : 목, 어깨, 복부

준비물 : 아로마 오일

소요 시간 : 약 5분~10분

마사지 횟수 : 매일 아침저녁, 수시로

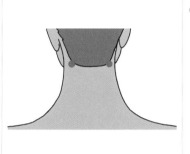

① 목 뒤 중간 헤어라인이 끝나는 지점에서 양옆으로 1.5cm 정도 떨어진 움푹 들어간 곳에 양쪽 엄지를 이용하여 3초 이상 꾹~ 눌렀다 천천히 뗀다. 같은 동작을 5회 반복한다. 이곳은 두통을 완화시키고 일시적인 피로에도 효과가 좋다. (강도: ●●●●●)

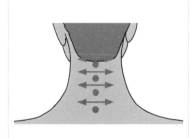

② 뒷목 위 중간 헤어라인이 끝나는 지점의 움푹 들어간 곳에서 시작하여, 양쪽으로 손가락 한 마디 떨어진 부위를 네 손가락을 이용해서 목이 끝나는 지점까지 양옆으로 왔다 갔다 한다. 같은 동작을 5회 반복한다. (강도: ●●●●)

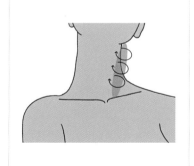

③ 왼쪽 흉쇄유돌근을 귀 뒤 움푹 들어간 곳에서 시작하여 쇄골 안쪽까지 오른손 네 손가락을 이용하여 촘촘히 원을 그리며 풀어준다. 같은 동작을 5회 반복한다. 반대편에도 같은 동작을 실시한다. (강도: ●●)

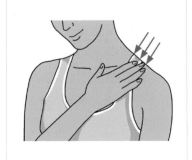

④ 왼쪽 솟아오른 승모근에 오른손 손끝을 모아 앞으로 당긴다는 느낌으로 5초간 눌러준다. 같은 동작을 5회 이상 반복하고, 반대편도 같은 방법으로 실시한다. (강도: ●●●●)

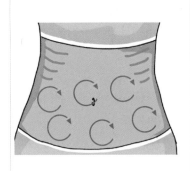

⑤ 왼쪽 갈비뼈 밑에서 시작해서 양손 네 손가락을 포개어 시계 방향으로 작은 원을 그리며 복부 전체를 촘촘히 풀어준다. 한 동작에 3초 이상 같은 동작을 5회씩 반복한다. (강도: ●●●●)

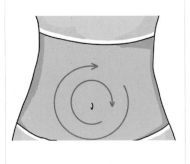

⑥ 양 손바닥을 포개어 시계 방향으로 큰 원, 작은 원을 번갈아 가며 그려준다. 이때 큰 원을 그릴 때 5초, 작은 원을 그릴 땐 3초가 걸린다. 같은 동작을 10회 반복한다. (강도: ●●●)

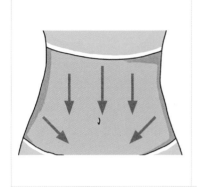

⑦ 두 주먹을 이용하여 복부 위에서 아래로, 허리 옆구리에서 넓적다리 안쪽 방향으로 내려준다. 이때 한 동작당 3초 이상이 걸린다. 같은 동작을 10회 반복한다. (강도: ●●●●)

# 10_ 생리통이 밀려올 때

　생리통은 프로스타글라딘 호르몬이 과다하게 분비되어 자궁수축이 심해지면 생길 수 있고, 근본적으로 아랫배가 차거나 혈액이 탁해지고 골반이 틀어져도 생길 수 있다. 또한 자궁 내 질환이나 스트레스가 심해도 발생할 수 있는데, 이는 하복부나 허리에 통증을 유발하고 두통, 어깨결림, 부종, 변비, 설사, 현기증, 여드름 등 여러 가지 안 좋은 형태로 나타난다.

　평상시 복부를 따뜻하게 해주고 반신욕과 함께 걷는 걸 생활화하는 것이 좋다. 또한 인스턴트식품이나 카페인이 들어간 음료, 찬 음식, 육식 위주의 식사는 피하고, 소식을 하며 수시로 마사지를 해서 혈액순환과 림프순환이 잘되도록 해주면 생리통은 좋아진다.

마사지 부위 : 복부, 엉덩이, 허벅지, 치골

준비물 : 아로마 오일

소요 시간 : 약 5분~10분

마사지 횟수 : 매일 아침저녁, 수시로

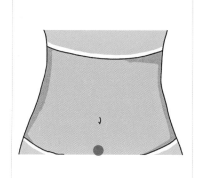

① 배꼽 아래에서 손가락 세 마디 정도 내려간 곳에 두 손을 포개어 5초간 꾹 눌러준다. 같은 동작을 5회 반복한다. 혈액순환과 생리통에 아주 좋은 혈자리다. (강도: ●●●●)

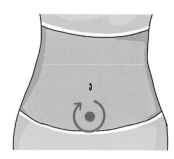

② 1번의 눌렸던 곳을 시계 방향으로 원을 그리며 천천히 풀어준다. 같은 동작을 10회 반복한다. (강도: ●●●)

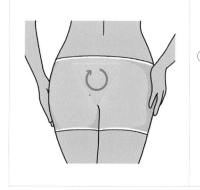

③ 엉덩이 중앙 꼬리뼈 위의 역삼각형 모양에 두 손을 포개어 시계 방향으로 천천히 돌려준다. 같은 동작을 10회 반복한다. (강도: ●●●)

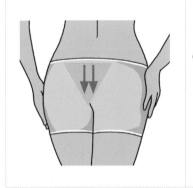

④ 3번의 자리를 양손 네 손가락을 이용하여 꼬리뼈 쪽으로 쭉쭉 내려준다. 같은 동작을 10회 반복한다.
(강도: ●●●●)

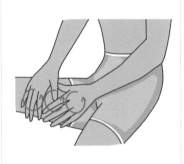

⑤ 허벅지 안쪽을 무릎 쪽에서 서혜부 방향으로 양손을 포개어 원을 그리듯이 천천히 올라온다. 같은 동작을 10회 반복한다. (강도: ●)

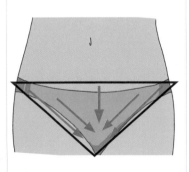

⑥ 삼각팬티 라인 모양대로 양손 네 손가락을 이용하여 회음부 방향으로 쭉쭉 내려준다. 같은 동작을 10회 반복한다.
(강도: ●●●)

# 11_ 윗배가 콕콕 쑤실 때

위장에 문제가 생기거나 피로가 누적되고, 심리적으로 과도한 스트레스를 받아서 장의 운동 능력이 떨어지면 윗배가 콕콕 쑤시고 아플 수 있다. 이로 인해 두통이 유발되기도 하고 역류성 식도염, 만성피로 등 또 다른 질환이 생기기도 한다.

규칙적인 식사와 적절한 운동이 필요하고 과식, 야식은 금물이며 반드시 소식을 해야 한다. 또한 오래 씹는 습관을 들이면 침에서 소화효소를 분비해 빨리 소화시킬 수 있어 증상이 완화된다.

인스턴트식품과 밀가루, 자극적인 음식은 피한다. 이때 감자와 마, 양배추는 큰 도움이 된다. 잠자기 전에 충분히 소화를 시키고, 꾸준히 걷고, 충분한 휴식과 마사지를 매일 해주면 윗배가 쑤시는 증상은 생각보다 빨리 좋아진다. 될 수 있으면 하루에 한 끼 정도는 절식을 해서 12시간 이상 공복 상태를 유지한다.

마사지 부위 : 등, 쇄골, 흉선, 갈비뼈, 복부

준비물 : 아로마 오일, 폼롤러

소요 시간 : 약 10분~15분

마사지 횟수 : 매일 아침저녁, 수시로

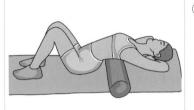

① 두 손을 깍지 껴서 머리를 받치고, 무릎을 구부린 상태로 누워 폼롤러를 가로로 놓고 엉덩이, 허리, 등 순서로 롤링해준다. 같은 동작을 10회 반복하고, 등 위쪽은 다시 20회 진행한다.

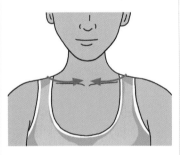

② 양손 검지와 중지를 사용해 움푹 파인 쇄골 위에서 쇄골 아래 목 중간 움푹 파인 곳까지 피부를 끌어당기듯이 천천히 부드럽게 내려준다. 같은 동작을 5회 반복한다. (강도: ●)

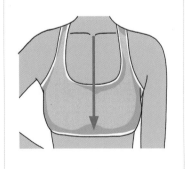

③ 쇄골 밑 가슴 정중앙의 골을 따라 위에서 배꼽 아래로 양손을 포개어 쭉쭉 내려준다. 같은 동작을 10회 반복한다. (강도: ●●●)

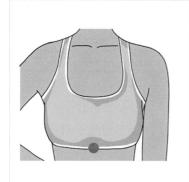

④ 명치를 양쪽 손가락 끝으로 5초간 꾹 눌러준다. 같은 동작을 5회 반복한다. 이때 통증이 느껴지면 힘을 빼고 가볍게 눌러준다. (강도: ●●●●)

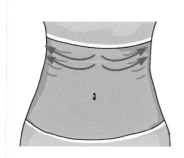

⑤ 갈비뼈 정중앙에서 오른손으로 왼쪽 갈비뼈를, 왼손으로 오른쪽 갈비뼈를 바깥쪽으로 쓸어내린다. 같은 동작을 10회 반복하며 한 손씩 번갈아 가며 진행한다. (강도: ●●●)

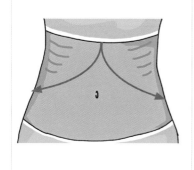

⑥ 복부가 시작되는 중간 명치에서 양쪽 갈비뼈 아래를 양손 네 손가락을 이용하여 바깥으로 빼준다. 같은 동작을 10회 반복한다. 이때 손가락을 갈비뼈 속으로 집어넣듯이 깊게 들어간다. (강도: ●●●●)

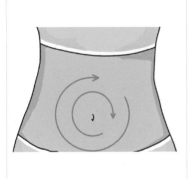

⑦ 배꼽을 중심으로 양 손바닥을 포개어 오른쪽 복부 밑에서 시작해서 시계 방향으로 큰 원, 작은 원을 번갈아 가며 그려준다. 같은 동작을 10회 반복한다. 이때 아픈 부위가 있으면 부드럽게 돌려준다. (강도: ●●●●)

# 12_ 소화가 안 될 때

음식물이 위장에 머무는 시간은 평균 4시간 정도로 본다. 그런데 음식의 종류나 몸의 건강 상태에 따라 차이가 있으며, 음식물을 분해하는 효소는 나이가 들어감에 따라 부족해진다. 그래서 소화력은 떨어지고 소화가 안 되면 속 쓰림, 더부룩함, 가슴 답답, 변비, 위염, 식도염, 두통 등 다양한 질환을 일으킨다.

특히 우리 몸의 소화력은 스트레스에 취약한데 몸이 긴장되면 여러 기관이 다 정체되고, 장의 연동운동이 저하되어 소화액이 제대로 분비되지 않는다.

평상시 소식하는 습관과 규칙적인 식사, 야식과 폭식은 금하고, 음식을 오래 씹는 습관을 들이도록 한다. 또한 육식과 기름진 음식은 피하고 채식 위주의 식사를 하는 것이 좋으며, 식사 시간 외에는 물만 마시고 다른 음식은 먹지 않는다. 그래서 소화기관이 충분히 휴식할 수 있도록 한다.

몸의 체온을 높일 수 있도록 꾸준히 운동하고, 스트레스에 민감하지 않도록 긍정적인 마음을 갖고, 수시로 복부 마사지를 해주어 혈액순환이 잘되면 소화력은 곧 좋아진다.

마사지 부위 : 등, 복부, 목, 어깨, 흉선

준비물 : 아로마 오일, 폼롤러

소요 시간 : 약 15분~20분

마사지 횟수 : 매일 아침저녁

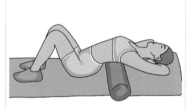

① 두 손을 깍지를 껴서 머리에 받치고, 무릎을 구부린 상태로 누워 폼롤러를 가로로 놓고 엉덩이, 허리, 등 순서로 롤링해 준다. 같은 동작을 10회 반복한다. 등 쪽은 20회 롤링한다. (강도: ●●●)

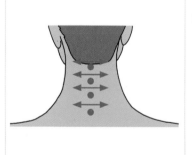

② 뒷목 위 중간 헤어라인이 끝나는 지점의 움푹 들어간 곳에서 시작하여, 양쪽으로 손가락 한 마디 떨어진 부위를 네 손가락을 이용해서 목이 끝나는 지점까지 양 옆으로 왔다 갔다 한다. 같은 동작을 5회 반복한다. (강도: ●●●●)

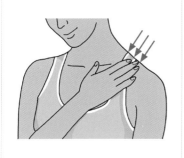

③ 왼쪽 솟아오른 승모근에 손끝을 모아 앞으로 당긴다는 느낌으로 오른손 네 손가락으로 5초간 눌러준다. 같은 동작을 5회 이상 반복하고 반대편도 같은 방법으로 실시한다. (강도: ●●●●)

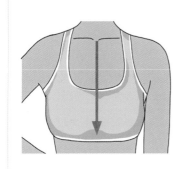

④ 가슴 정중앙의 골을 따라 위에서 배꼽 아래로 두 손을 포개어 쭉쭉 내려준다. 같은 동작을 10회 반복한다.
(강도: ●●●)

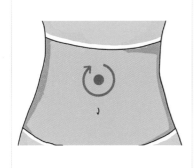

⑤ 복부의 중심선으로 명치와 배꼽의 중간 지점을 양손 네 손가락을 이용하여 지그시 5초간 꾹 눌러주고 시계 방향으로 천천히 원을 그리며 풀어준다. 같은 동작을 5회 반복한다. 이때 복식호흡과 같이 하면 더 좋은 효과를 얻을 수 있다.
(강도: ●●●●)

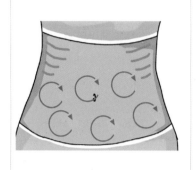

⑥ 왼쪽 갈비뼈 밑에서 시작해서 양손 네 손가락을 포개어 시계 방향으로 작은 원을 그리며 복부 전체를 촘촘히 풀어준다. 한 동작에 5초로 지그시 돌려준다. 같은 동작을 5회씩 반복한다.

(강도: ●●●●)

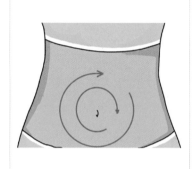

⑦ 배꼽을 중심으로 양 손바닥을 포개어 오른쪽 복부 밑에서 시작해서 시계 방향으로 큰 원, 작은 원을 번갈아 가며 그려준다. 같은 동작을 10회 반복한다. 이때 아픈 부위가 있으면 부드럽게 돌려준다.

(강도: ●●●●)

셀프 복부 진단

복부를 중점으로 마사지하는 토르소 마사지는 복부를 직접 만지면서 손으로 진단할 수 있다. 만졌을 때 유난히 아프거나 딱딱하게 느껴지거나 소리가 요동치고 트림, 가스가 나올 수도 있다.

자, 약손을 만든 뒤 차분히 나의 복부를 진단해보자. 혹시라도 좋지 않은 부위가 느껴진다면 마사지를 조금 더 열심히 해서 건강하게 만들어보자.

- 윗배가 더부룩한 경우 - 위 기능이 약하고 소화불량
- 배꼽 주변이 딱딱하게 뭉쳐있을 경우 - 소장이 약하다. 스트레스, 숙변이 쌓여있다.
- 갈비뼈가 들려있는 경우 - 대장 기능 저하
- 아랫배가 딱딱할 경우 - 변비, 스트레스, 자궁 질환, 긴장
- 뱃살이 유난히 많고 출렁일 경우 - 비장, 신장 기능 저하, 면역력 떨어짐
- 윗배만 볼록 나온 경우 - 내장지방, 장의 독소, 간 기능 저하
- 복부 양옆이 아플 경우 - 신장 기능 저하
- 늘어진 뱃살 - 출산, 노화에 따른 장기 기능 저하
- 왼쪽 갈비뼈가 들려있는 경우 - 스트레스 과다, 과식의 독, 면역력 저하, 비장 기능 약해짐
- 복부 마사지 시 꾸르륵 소리가 날 경우 - 장내 가스에 의한 연동운동
- 복부 마사지 시 가스, 트림, 눈곱이 낄 경우 - 노폐물 배출

# 13_ 아랫배가 차가울 때

혈액순환이 잘 안 돼서 몸의 열이 아래로 내려가지 못하거나 스트레스나 과로로 호르몬의 균형이 깨지면 아랫배가 차가워진다. 아랫배가 차면 자궁을 비롯한 복부 속 내장에 문제가 생길 수 있고, 하체를 비롯한 전신에 다양한 질환을 일으킬 수 있다. 또한 배가 나올 수 있고, 얼굴의 혈색에도 영향을 미치는데 색소침착이나 여드름이 올라올 수도 있다.

아랫배가 차가울 땐 몸속을 따뜻하게 만드는 것이 중요한데 몸에 열을 낼 수 있는 숨찬 운동을 하는 것이 좋으며 빠르게 걷기나 달리기는 많은 도움이 된다. 또한 몸을 차갑게 하는 음식은 피하고, 소식 하며, 밤 늦게 먹는 습관은 고쳐야 한다. 반신욕과 따뜻한 찜질팩, 단전호흡도 도움이 된다. 긍정적인 마음을 갖고 마사지를 해주면 복부의 냉기가 쉽게 없어진다.

마사지 부위 : 아랫배, 엉덩이, 서혜부

준비물 : 아로마 오일

소요 시간 : 약 5분~10분

마사지 횟수 : 매일 아침저녁, 수시로

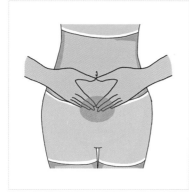

① 양쪽 엄지손가락을 배꼽에 대고 역삼각형 모양을 만든 후 검지가 닿는 부위를 지그시 3초간 5회 눌러준다.
(강도: ●●●)

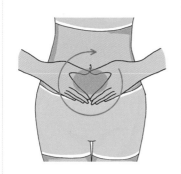

② 1번의 역삼각형 안을 양손을 포개어 시계 방향으로 지그시 10회 돌려준다. 이때 열감이 느껴진다. (강도: ●●●●)

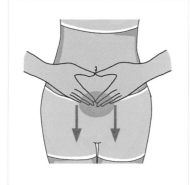

③ 1번의 새끼손가락 부위를 양 손바닥을 이용하여 서혜부 라인을 따라 쭉쭉 내려준다. 같은 동작을 10회 반복한다.
(강도: ●●●)

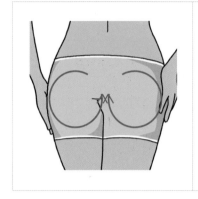

④ 허리 중앙에서 두 손으로 엉덩이 모양 따라 갈라지다 항문에서 두 손이 만나 쓸어 올려준다. 같은 동작을 10회 반복한다. 이때 엉덩이 전체에 열감이 느껴지도록 동작을 크게 한다. (강도: ●●●)

## Tip 복부를 따뜻하게 하는 플랭크 자세

운동할 여유도 없이 바쁜 현대인, 그렇다고 운동을 아예 안 하고 살 수는 없는 일이고, 시간과 공간이 크게 필요치 않은 운동이 있으니 안심해도 좋을 듯하다. 하루 5분 투자로 전신 운동한 만큼의 효과를 볼 수 있는 코어운동 플랭크가 있다.

플랭크는 척추 기립근을 강화시켜 허리와 골반, 엉덩이, 다리, 가슴, 팔 등 전신의 근육을 강하게 하고 몸의 균형과 바른 자세를 잡아준다. 무엇보다 복부의 근육을 강화시켜 토르소 마사지와 함께 진행하면 복부 건강에 아주 큰 도움이 된다.

처음에는 30초 버티는 게 힘들지만, 매일매일하다 보면 버틸 수

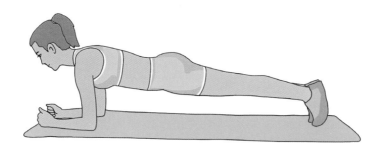

[그림 - 플랭크 자세]

있는 힘이 길러지며 코어 근육이 강해진다. 복부가 차가울 때는 복부에 조금 더 힘을 주면서 버텨보자! 아랫배가 따뜻해지는 걸 느낄 수 있다.

플랭크 자세

처음에는 30초 정도를 버티다 숙련이 되면 2~3분 정도가 좋다. 세트 수는 3~5세트를 권장하고 매일 1세트로 2분만 해도 몸은 달라진다.

1. 팔을 90도로 굽혀 바닥에 나란히 놓고 삼각형 지지대를 만들고 다리를 쭉 뻗어 몸을 일자로 만든다.
2. 양발 앞꿈치로 바닥을 디뎌 수평이 되게 하고 다리는 골반 정도의 넓이로 벌리고 팔꿈치와 발끝에 힘을 주고 복근과 어깨, 등 근육에 힘을 준다.
3. 시선은 45도 각도를 향해 보는 것이 좋다.

# 14_ 출산 후 관리하기

출산 후에는 목, 어깨를 비롯해 다리까지 전신에 걸쳐 통증이 나타날 수 있다. 또한 골반의 뒤틀림과 자궁이 커지면서 다른 장기들까지 압박하여 몸의 균형이 깨질 수 있고, 이로 인해 부종이 있을 수도 있다. 또한 출산 전 고열량의 음식 섭취는 산후 비만으로 이어지기도 하는데 추후 산후풍이나 비만을 막기 위해서는 출산 후 100일 이전에 몸을 되돌리는 게 중요하다.

출산 후에 하는 마사지는 노폐물을 빠지게 하여 부종이 쉽게 해결되고, 오로 배출에도 효과가 크다. 또한 가만히 누워있기보다는 걷거나 스트레칭을 함께 해주고 반신욕을 하면, 체온을 빠른 시간 내에 정상화시켜 산후 회복이 빨라진다.

마사지 부위 : 등, 흉선, 가슴, 복부, 겨드랑이, 서혜부

준비물 : 아로마 오일, 폼롤러

소요 시간 : 약 15분~20분

마사지 횟수 : 매일 아침저녁, 수시로

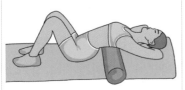

① 두 손을 깍지를 껴서 머리에 받치고, 무릎을 구부린 상태로 누워 폼롤러를 가로로 놓고 엉덩이, 허리, 등 순서로 롤링해준다. 같은 동작을 10회 반복한다.

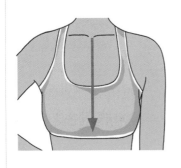

② 가슴 정중앙의 골을 따라 양손 네 손가락을 포개어 위에서 배꼽 아래로 쭉쭉 내려준다. 같은 동작을 10회 반복한다. (강도: ●●●)

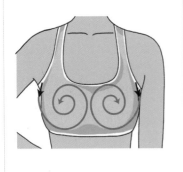

③ 오른손 네 손가락을 이용하여 왼쪽 겨드랑이에서 나선형을 그리며 풀듯이 가슴 전체를 만져준다. 같은 동작을 10회 반복한다. 반대편도 동일하게 진행한다. (강도: ●●)

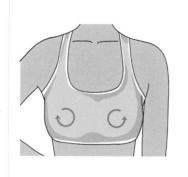

④ 유두를 손끝으로 잡고 천천히 부드럽게 바깥쪽으로 돌려준다. 같은 동작을 5회 반복한다. (강도: ●)

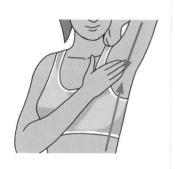

⑤ 팔을 들어 팔꿈치에서 겨드랑이로 내려주고, 옆구리 갈비뼈 끝에서 겨드랑이 쪽으로 부드럽게 올려준다. 같은 동작을 10회 반복한다. (강도: ●●)

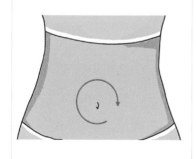

⑥ 배꼽 주변을 두 손바닥을 비벼 따뜻하게 만든 후 시계 방향으로 10회 이상 돌려준다. (강도: ●●●)

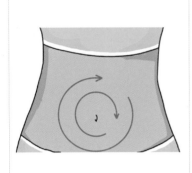

⑦ 배꼽을 중심으로 손바닥을 이용하여 시계 방향으로 큰 원, 작은 원을 번갈아 가며 그려준다. 같은 동작을 10회 반복한다. (강도: ●●●)

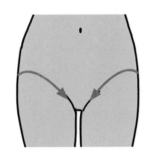

⑧ 손바닥 전체를 사용하여 팬티 라인을 따라 아주 천천히 내려간다. 같은 동작을 10회 반복한다. (강도: ●)

**사례 6** 오로가 쉽게 빠졌어요

　출산한 지 한 달이 지났는데도 오로 배출이 제대로 안 돼 병원에서 약을 처방받았습니다. 첫아이 출산이면 살도 잘 빠지고 오로 배출도 쉽게 된다는데, 저는 뱃살도 안 빠지고 몸은 묵직하고 간혹 따끔한 느낌도 들었습니다. 그래서 몸은 몸대로 힘들고 걱정이 되어 같은 산후조리원 동기들과 고민 상담을 하게 되었어요. 그랬더니 산후 관리를 추천하더라고요.

　사실 그분들이나 저나 산후조리원에서 해주는 마사지는 다 받아본 상태였었거든요. 그런데 이 친구는 그 외 따로 관리실을 방문해 또 다른 마사지를 받았다고 하더라고요. 본인이 갔던 관리실을 추천해주면서 묻거나 따지지 말고 무조건 가보라고 했어요. 그래서 이영숙테라피를 방문하게 되었답니다. 그런데 저 말고도 산후 마사지를 받는 분들이 많았어요. 다들 이렇게 관리를 하며 사는구나 싶었지요.

　관리실에서 차를 마시며 대기하는 동안 옆에 있던 고객과 얘기를 하게 됐는데 그분도 오로가 잘 안 빠져서 관리를 받았는데 효과를 제대로 봤다고 하더라고요. 그리고 고관절이랑 어깨 통증이 심했는데 거의 사라졌다고 했어요. 그러고 보니 저도 출산 후에 무릎, 허리, 어깨 등 아프지 않은 곳이 없었어요. 원장님께서는 그 모든 것의 원인이 오로와 연관이 크고 마사지를 제대로 받아서 다 빼내자고 아주 명쾌히 말씀하셨어요. 그러면서 복부를 중심으로 하는 토르소 마사지를 설명해주셨는데 전체적인 마사지는 아주 부드럽게 들어갔어요.

산후마사지는 제대로 잘 받아야 한다는데 잘못 받으면 후에 산후풍이 올 수도 있다고 말씀하셨어요. 받는 동안 잠도 오고, 하품도 나오고, 침도 나오고 솔직히 지저분의 극치였죠. 그런데 이러한 것들이 다 노폐물이니 편하게 받으라고 하더라고요. 어떤 분들은 가스 배출도 한다면서, 그에 비하면 약과라고 안심시키셨어요. 복부를 만지는데 아래쪽으로 뭐가 쑥 빠져나가는 느낌에 나도 모르게 이게 오로구나 싶었어요. 그 느낌이란 오로를 갖고 있지 않으면 모르고, 직접 경험해보지 못하면 알 수 없어요. 마사지를 받고 나서 배속의 묵직한 무엇이 빠져나가니 일단은 가벼웠고, 무거웠던 다리마저 시원해졌어요. 집에 와서 화장실을 갔는데 출산 후 이렇게 시원하게 오로를 배출한 적이 없었어요.

기분이 너무 좋아 원장님께 감동의 문자 메시지를 보냈어요. 그랬더니 가만히 있지만 말고 많이 걷고, 수시로 토르소 마사지를 해주라고 당부의 문자가 오더라고요. 저는 이제 오로가 다 배출 된 상태입니다. 몸은 확실히 가벼워졌고요. 출산 후 마사지가 왜 중요한지를 실감했어요.

# 15_ 부종을 줄여주는 마사지

몹시 피곤하거나 혈액순환이 되지 않을 때, 신장 기능이나 갑상선 기능 저하 등 몸에 질환이 있을 때는 림프계의 순환이 약해진다. 그러면 몸의 깊숙한 곳에 수분이 고여 부종이 된다.

이 부종은 몸의 면역과 깊은 관련이 있는데 몸이 부으면 살처럼 되기도 하고, 온몸에 노폐물이 쌓여 몸이 나른해지면서 다리가 무겁고 손발이 저릴 수 있다. 이럴 땐 기름진 식사나 단 음식을 자제하며 내장비만이 되지 않도록 주의한다. 그리고 피를 맑게 하는 음식을 섭취하고, 저녁에는 가볍게 먹고 반드시 소화를 시킨 후 취침한다. 또한 약간의 땀이 날 정도로 유산소 운동을 해서 전신을 순환시킨다.

꽉 끼는 옷이나 하이힐, 장시간 같은 자세로 앉아 있는 것은 금물이다. 수시로 스트레칭을 해주면서 반신욕과 마사지를 하면 노폐물이 배출되어 부종이 빨리 줄어든다.

마사지 부위 : 복부

준비물 : 아로마 오일

소요 시간 : 약 7분~15분

마사지 횟수 : 매일 아침저녁, 수시로

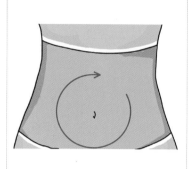

① 배꼽을 중심으로 손바닥을 이용하여 시계 방향으로 큰 원을 그려준다. 같은 동작을 10회 반복한다. (강도: ●●)

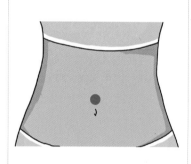

② 배꼽에서 손가락 한 마디 올라간 자리를 두 손를 포개어 3초간 지그시 눌러준다. 같은 동작을 5회 반복한다. (강도: ●●●)

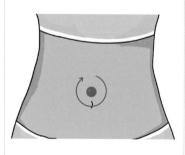

③ 2번 자리를 두 손을 포개어 시계 방향으로 지그시 돌려준다. 같은 동작을 5회 반복한다. (강도: ●●●)

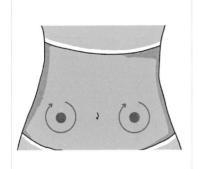

④ 양쪽 갈비뼈 밑 배꼽과 옆구리의 중간지점을 양 손바닥을 이용해 시계 방향으로 지그시 돌려준다. 같은 동작을 10회 반복한다. (강도: ●●●)

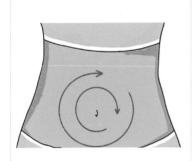

⑤ 배꼽을 중심으로 손바닥을 이용하여 시계 방향으로 큰 원, 작은 원을 번갈아 가며 그려준다. 같은 동작을 10회 반복한다. (강도: ●●●)

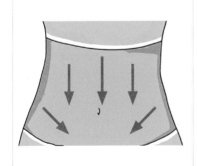

⑥ 두 주먹을 이용하여 뒤쪽 허리부터 앞쪽 허리까지 위에서 아래로, 허리 옆구리에서 넓적다리 안쪽 방향으로 쭉쭉 내려준다. 같은 동작을 10회 반복한다. (강도: ●●●)

# 16_ 감기에 걸렸을 때

감기는 과로나 스트레스가 극심할 때, 몸의 기운이 떨어졌을 때 감기 바이러스에 의해서 온다. 감기에 걸리면 열이 나고 콧물, 두통, 식욕부진 등 여러 가지 증상이 있어 일상생활에 차질이 생기고 오래가면 다른 질병까지 유발시킬 수 있어 바이러스가 침범하지 못하도록 면역관리를 잘해야 한다.

평상시 무리하게 일을 한다거나 과식, 인스턴트식품, 피곤한 생활은 피하고 충분한 휴식과 규칙적인 운동, 충분한 수분 섭취와 제대로 된 영양 관리로 건강한 몸을 만들고, 몸이 굳지 않도록 수시로 마사지를 해준다. 감기는 자연적으로 치유되는 질병이다. 한 끼 정도 굶는 것이 도움이 되며 기름진 식사는 피한다. 물을 충분히 마셔주고 목을 면 수건으로 감싸준다. 감기 걸린 직후 목을 따뜻하게 보호하며 목 마사지를 해주면 감기가 빨리 낫는다.

마사지 부위 : 등, 목, 흉선, 복부

준비물 : 아로마 오일, 폼롤러

소요 시간 : 약 10분~15분

마사지 횟수 : 매일 아침저녁

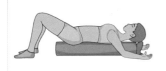
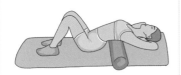

① 폼롤러 끝에 앉아 엉덩이, 허리, 등 순서로 폼롤러와 일자가 되게 누워 척추를 중심으로 좌우 롤링해주고, 가로로 누워 엉덩이, 허리, 등 순서로 롤링해준다. 같은 동작을 10회 반복한다.

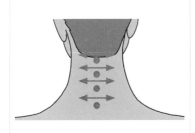

② 뒷목 위 중간 헤어라인이 끝나는 지점의 움푹 들어간 곳에서 시작하여, 양쪽으로 손가락 한 마디 떨어진 부위를 네 손가락을 이용해서 목이 끝나는 지점까지 양 옆으로 왔다 갔다 한다. 같은 동작을 5회 반복한다. (강도: ●●●●)

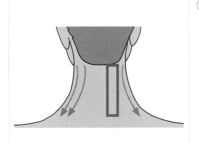

③ 손바닥을 비벼서 손을 따뜻하게 만든 후 손바닥 전체로 목 중앙 뼈에서 왼쪽으로 손가락 한 마디 옆을 오른손 네 손가락을 이용하여 목 측면 전체를 윗목에서 목이 끝나는 곳까지 천천히 쓸어내린다. 같은 동작을 5회 반복하며 반대편도 같은 방법으로 실시한다. (강도: ●●)

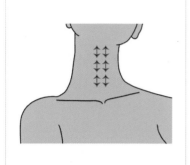

④ 목 중앙 뼈를 사이에 두고 목이 시작되는 부위부터 목이 끝나는 곳까지 엄지와 네 손가락을 이용하여 2cm 정도씩 위아래로 왔다 갔다 한다. 한 동작을 5회 반복한다. (강도: ●●)

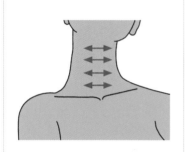

⑤ 목 중앙 뼈를 목이 시작되는 부위에서 끝나는 곳까지 네 손가락을 이용하여 양 옆으로 왔다 갔다 한다. 한 동작을 5회 반복한다. (강도: ●●●)

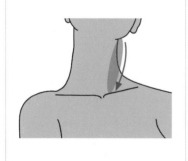

⑥ 오른손 네 손가락을 이용하여 흉쇄유돌근을 아래 방향으로 느리고 부드럽게 내려준다. 같은 동작을 10회 반복하며 반대편도 같은 방법으로 실시한다.
(강도: ●)

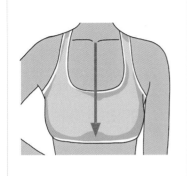

⑦ 가슴 정중앙의 골을 따라 양손 네 손가락을 포개어 위에서 배꼽 아래로 쭉쭉 내려준다. 같은 동작을 10회 반복한다. (강도: ●●●)

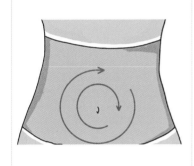

⑧ 배꼽을 중심으로 두 손바닥을 포개어 오른쪽 복부 밑에서 시작해서 시계 방향으로 큰 원, 작은 원을 번갈아 가며 그려준다. 같은 동작을 10회 반복한다. 이때 아픈 부위가 있으면 부드럽게 돌려준다. (강도: ●●●)

# 17_ 면역력을 키워주는 마사지

면역은 어떠한 병균이나 바이러스가 우리 몸에 침투했을 때 방어할 수 있는 힘, 즉 질병을 이겨낼 수 있는 저항력을 말한다. 이 면역력은 우리 몸 전반에 흐르는 혈액과 림프가 담당하는데 림프계에서 여과작용을 통해 세균, 바이러스, 오염물질 등 노폐물을 제거한다.

전체적인 몸의 면역을 위해서는 몸안의 소화기관을 잘 관리해주는 것이 좋은데, 술 · 담배 · 가공식품 · 설탕 등 혈관에 좋지 않은 음식을 줄이는 게 좋다. 또한 외부에서 스트레스를 받으면 몸이 경직되어 굳거나 장의 연동운동이 영향을 받아서 전체적으로 소화기관이 정체되므로 긍정적으로 사는 것이 중요하다.

평상시 혈액의 림프가 잘 청소될 수 있도록 마사지를 해주고 꾸준한 운동으로 체온을 높인다. 충분한 수면, 하루 2리터 이상의 물 섭취, 스트레스를 잘 해소하고 햇빛 보며 걷기, 명상하기, 혓바닥 위로 올리기, 수시로 손가락 지압하기, 흉선을 자주 마사지해주는 생활 속의 작은 실천과 몸에 좋은 식사는 면역력을 높이는 데 큰 도움이 된다.

마사지 부위 : 턱, 쇄골, 목, 흉선, 복부

준비물 : 아로마 오일

소요 시간 : 약 5분~10분

마사지 횟수 : 매일 아침저녁, 수시로

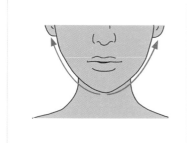

① 양손 엄지손가락을 세워 턱밑에 대고 턱선을 따라 바깥쪽으로 양쪽 귀 뒤까지 올려준다. 같은 동작을 10회 반복한다. (강도: ●●●)

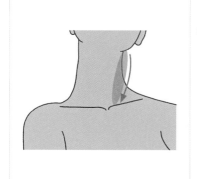

② 오른손 네 손가락을 이용하여 흉쇄유돌근을 아래 방향으로 느리고 부드럽게 내려준다. 같은 동작을 10회 반복하며 반대편도 같은 방법으로 실시한다. 이때 아래쪽으로 늘인다는 생각으로 해준다. (강도: ●)

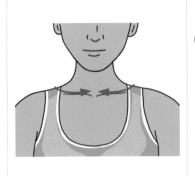

③ 양손 검지와 중지를 사용해 움푹 파인 쇄골 위에서 쇄골 아래 목 중간 움푹 파인 곳까지 피부를 끌어당기듯이 천천히 부드럽게 내려준다. 같은 동작을 10회 반복한다. (강도: ●)

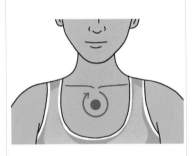

④ 쇄골 밑 가슴뼈 가장 위쪽 중간자리를 양손을 포개어 시계 방향으로 20회 돌려준다. (강도: ●●●)

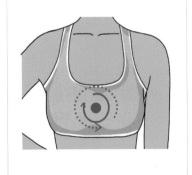

⑤ 양쪽 유두 사이 일직선으로 정중앙의 움푹 들어간 곳을 양손 네 손가락을 이용하여 시계 방향으로 10번, 반시계 방향으로 10번 돌려준다. 이때 아픔이 느껴진다면 조금 더 부드럽게 진행한다. (강도: ●●●●)

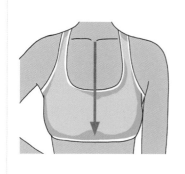

⑥ 쇄골 밑 가슴 정중앙의 골을 따라 위에서 배꼽 아래로 양손 네 손가락을 포개어 쭉쭉 내려준다. 같은 동작을 20회 반복한다. (강도: ●●●)

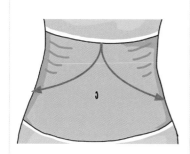

⑦ 복부가 시작되는 중간 명치에서 양쪽 갈비뼈 아래를 양손 네 손가락을 이용하여 바깥으로 빼준다. 같은 동작을 10회 반복한다. 이때 손가락이 갈비뼈 속으로 깊게 들어간다. (강도: ●●●●)

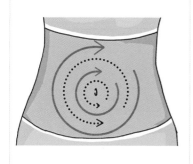

⑧ 배꼽을 중심으로 두 손바닥을 포개어 오른쪽 복부 밑에서 시작해서 시계 방향으로 큰 원, 작은 원을 번갈아 가며 그려준다. 같은 동작을 10회 반복한다. 같은 동작을 반시계 방향으로 10번 반복해준다. (강도: ●●●)

# 18_ 갈비뼈가 콕콕 쑤실 때

갈비뼈가 콕콕 쑤시는 증상은 갈비뼈 안쪽의 내장 문제이거나 소화 기능에 이상이 있거나 장내 가스가 차 있을 때, 염증 혹은 척추나 갈비뼈의 손상, 변형으로 인해 나타날 수 있다. 또한 극심한 피로로 인한 혈액순환 문제와 스트레스도 한몫한다. 갈비뼈 통증은 왼쪽 오른쪽 자리를 바꿔가며 아프기도 하고, 한 부위만 통증이 오기도 한다. 어떤 때는 아무 증세가 없다가도 간혹 콕콕 쑤실 때면 무척 신경이 쓰인다.

이런 증상이 있을 때는 자극적인 음식, 특히 매운 음식을 피하고 과식, 인스턴트식품, 기름기 있는 음식을 금한다. 그리고 식사 후에는 반드시 소화를 시키고 잔다. 또한 척추를 꼿꼿이 펴고 수시로 갈비뼈를 펴주는 스트레칭과 깊은 호흡을 한다. 자세를 똑바로 하고 걷는 걸 습관화하며, 마사지와 함께 마음의 안정을 취하면 혈액순환이 원활해지면서 갈비뼈가 쑤시던 증상도 호전된다.

마사지 부위 : 등, 흉선, 갈비뼈, 복부

준비물 : 아로마 오일

소요 시간 : 약 10분~15분

마사지 횟수 : 매일 아침저녁, 수시로

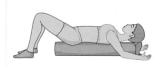
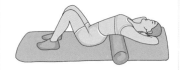

① 폼롤러 끝에 앉아 엉덩이, 허리, 등 순서로 폼롤러와 일자가 되게 누워 척추를 중심으로 좌우 롤링해주고, 가로로 누워 엉덩이, 허리, 등 순서로 롤링해준다. 같은 동작을 10회 반복한다.

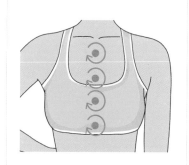

② 양쪽 유두 사이 일직선으로 정중앙을 목 밑 쇄골 밑에서 갈비뼈가 갈라지는 곳까지 양손을 포개어 약간 누르듯이 시계 방향으로 작은 원을 그리며 풀어준다. 같은 동작을 10회 반복한다. 간혹 이 부위에 통증을 느끼기도 하는데 그럴 땐 더 부드럽게 해주며 횟수를 더 늘려준다.
(강도: ●●●)

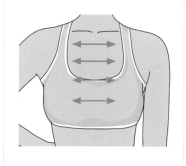

③ 목 밑 쇄골 밑에서 명치까지 복부의 중심선으로 양손 네 손가락을 이용하여 가슴 양방향으로 끌어낸다. 같은 동작을 5회 반복한다. 이때 갈비뼈 사이사이를 열어준다는 생각으로 실시한다.
(강도: ●●●)

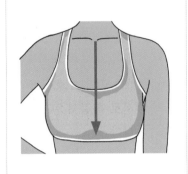

④ 가슴 정중앙의 골을 따라 위에서 배꼽 아래로 쭉쭉 내려준다. 같은 동작을 10회 반복한다. (강도: ●●●)

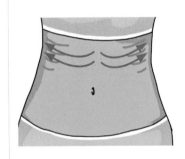

⑤ 갈비뼈 정중앙에서 오른손으로 왼쪽 갈비뼈를, 왼손으로 오른쪽 갈비뼈를 바깥쪽으로 쓸어내린다. 같은 동작을 10회 반복하며 한 손씩 번갈아가며 진행한다. 이때 손가락이 갈비뼈 사이사이로 들어가게 한다. (강도: ●●●)

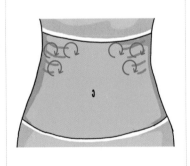

⑥ 오른손 손바닥 전체를 이용하여 왼쪽 갈비뼈 전체를 구석구석 시계 방향으로 지그시 돌려준다. 같은 동작을 10회 반복한다. 반대편도 같은 방법으로 실시한다. (강도: ●●●)

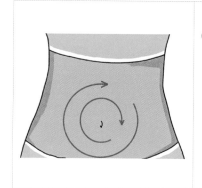

⑦ 배꼽을 중심으로 두 손바닥을 포개어 오른쪽 복부 밑에서 시작해서 시계 방향으로 큰 원, 작은 원을 번갈아 가며 그려준다. 같은 동작을 10회 반복한다. 이때 아픈 부위가 있으면 부드럽게 돌려준다. (강도: ●●●●)

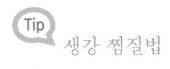

## 생강 찜질법

요즘 현대인들은 오염된 환경과 잘못된 식습관으로 인해 대다수가 몸이 냉하다. 냉기는 만병의 근원이 되는데 생강은 냉기의 특효약이다. 이 생강은 몸의 찬 기운을 몰아내고 몸을 따뜻하게 해주어 혈액순환에 많은 도움이 되는데, 인도 전통의학인 아유르베다에서는 생강을 '신이 내린 치료제'라고 했을 정도로 거의 만병통치약에 가깝게 이야기한다.

이렇듯 생강은 감기를 비롯한 많은 질병을 예방해 준다. 특히 위궤양과 위장의 소화 흡수에 탁월하며 염증과 관절염, 항균·항염작용을 하고 몸을 정화시키는 작용을 해 면역력을 높여준다. 특히 몸에 부작용을 일으키지 않고, 값도 저렴하고 구하기도 쉬워 손쉽게 사용할 수 있다. 이렇게 효능 좋은 생강은 찜질로도 같은 효력을 발휘하는데, 특히 몸에 냉기가 있거나 통증이 있을 때 아주 효과적이다.

토르소 마사지 후에 몸에 딱딱한 부위가 있거나 유난히 차가운 부위나 통증이 느껴지는 부위에 생강 찜질을 해주면 효과를 배가시킬 수 있다. 단, 열이 나는 부위는 피한다.

▶생강 찜질법 순서

1. 큰 생강 두 개를 껍질째 갈아 면 주머니에 넣는다.

2. 냄비에 2리터 정도의 물을 끓인 후 70도~80도로 식힌다.

3. 수건 한 장을 넣어서 물이 스며들게 한 다음 꽉 짠다.

4. 수건을 환부에 댄다. 수건이 식지 않도록 비닐을 대주고 수건
   으로 한 겹 더 싸준다.

5. 수건이 식으면 같은 방법으로 다시 해준다.

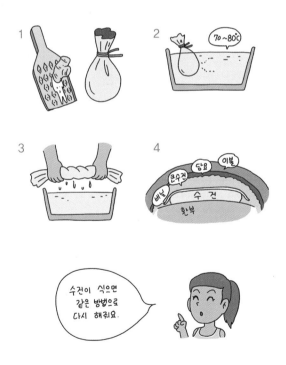

# 19_ 윗배에 딱딱한 바나나 모양이 만져질 때

간혹 체한 것도 아닌 데 내려가다 만 것처럼 복부 위에서부터 중앙까지 바나나 모양으로 단단하게 느껴질 때가 있다. 이는 과식이나 폭식, 스트레스로 인한 복부의 긴장으로 유문괄약근의 기능이 둔화되어 음식물이 머물러있는 경우가 많다. 이렇게 정체된 음식물로 인해 두통, 만성피로, 어지럼증 등 여러 가지 질환을 일으킬 수 있다.

과식은 절대로 하지 말고, 식단은 철저히 채식 위주로 하며, 평상시 식사량의 반 정도만 먹는 게 좋다. 물을 많이 마시고, 하루 한 시간 이상 걷고, 뛰고, 복부가 출렁일 정도의 운동을 해주는 것이 좋다. 또한 수시로 마사지를 해주면 바나나 모양으로 만져지던 것이 어느새 풀어진다.

마사지 부위 : 등, 흉선, 복부

준비물 : 아로마 오일, 폼롤러

소요 시간 : 약 10~15분

마사지 횟수 : 매일 아침저녁, 수시로

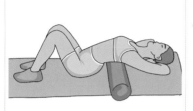

① 두 손을 깍지를 껴서 머리에 받치고, 무릎을 구부린 상태로 누워 폼롤러를 가로로 놓고 엉덩이, 허리, 등 순서로 롤링해준다. 같은 동작을 10회 반복한다.

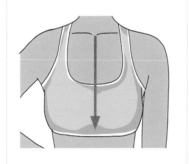

② 쇄골 밑 가슴 정중앙의 골을 따라 위에서 배꼽 아래로 양손을 포개어 쭉쭉 내려준다. 같은 동작을 10회 반복한다. (강도: ●●●)

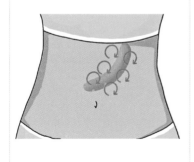

③ 복부 위에서 중간까지 바나나 모양의 딱딱한 것이 느껴지면 우선 그 주변을 천천히 부드럽게 양손 네 손가락을 이용하여 시계 방향으로 풀어준다. 같은 동작을 10회 반복한다. (강도: ●●●)

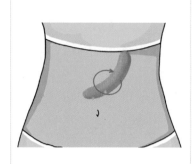

④ 3번의 자리를 두 손을 포개어 손바닥 전체로 아프지 않게 살살 돌려준다. 같은 동작을 10회 반복한다. 점차 아픔이 사라지면 강도를 조금 높여 마사지한다. (강도: ●)

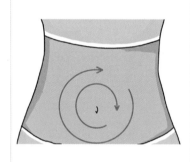

⑤ 양 손바닥을 포개어 시계 방향으로 큰 원, 작은 원을 번갈아 가며 그려준다. 이때 큰 원을 그릴 때 5초, 작은 원을 그릴 땐 3초가 걸린다. 같은 동작을 10회 반복한다. (강도: ●●●)

# 20_ 아랫배에 딱딱한 게 만져질 때

아랫배에 딱딱한 게 만져지는 원인은 대부분 부인병이 있거나 변비, 생리 기간 혹은 일시적인 스트레스나 과로에 의해 순환이 안 돼 딱딱해질 수 있다. 이러한 환경은 생리통, 골반통, 방광염, 허리 통증, 하지정맥류 등 하체에까지 안 좋은 영향을 미치며 아랫배도 나오고 피부에 색소침착을 일으키기도 한다.

아랫배에 딱딱한 게 만져질 때 해야 할 가장 중요한 행동은 체온을 높여주는 것인데, 몸속 깊은 곳에서 따뜻한 기운이 올라오게 해야 한다.

음주나 흡연은 절대 삼가고, 육식 위주의 식사는 피한다. 몸을 따뜻하게 해주는 음식을 먹고, 소식을 해서 복부에 산소가 많아지게 한다. 반신욕이나 빨리 걷기, 뛰기는 큰 도움이 된다. 매일 이 부위를 마사지해 주면 혈액순환이 되면서 딱딱한 부위가 서서히 풀어진다.

마사지 부위 : 복부, 치골, 엉덩이

준비물 : 아로마 오일, 폼롤러

소요 시간 : 약 7분~12분

마사지 횟수 : 매일 아침저녁, 수시로

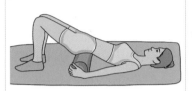 ① 무릎을 세우고 누운 상태에서 폼롤러를 허리 밑 엉덩이 위쪽에 두고 위아래로 롤링해준다. 같은 동작을 10회 반복한다.

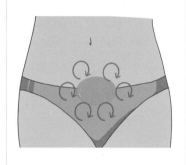 ② 아랫배에 딱딱한 것이 만져지면 우선 그 주변을 천천히 부드럽게 양손 네 손가락을 포개어 시계 방향으로 풀어준다. 같은 동작을 10회 반복한다. (강도: ●●●)

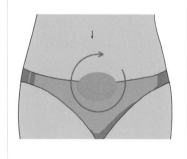 ③ 2번의 딱딱한 자리에 양손을 포개어 손바닥 전체로 아프지 않게 살살 돌려준다. 같은 동작을 10회 반복한다. 점차 아픔이 사라지면 강도를 조금 높여 마사지한다. (강도: ●)

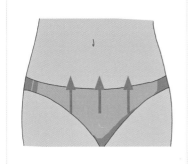

④ 아래쪽 치골 위에 양 손바닥을 포개어 위로 쭉쭉 올려준다. 같은 동작을 10회 반복한다. 치골에서 통증이 느껴진다면 좀 더 부드럽게 진행한다.
(강도: ●●●)

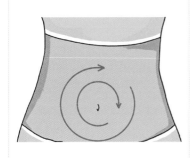

⑤ 양 손바닥을 포개어 시계 방향으로 큰 원, 작은 원을 번갈아 가며 그려준다. 이 때 큰 원을 그릴 때 5초, 작은 원을 그릴 땐 3초가 걸린다. 같은 동작을 10회 반복한다. (강도: ●●●)

# 21_ 팔이 자주 저릴 때

팔 저림 증상은 평소에 팔을 과도하게 쓰거나 컴퓨터나 휴대폰 등을 잘못된 자세로 장시간 사용하는 습관 때문이다. 어깨를 구부린 채로 오랫동안 있다 보면 척추신경에 이상이 생겨 팔이 저릴 수 있으며, 목과 흉선에도 문제가 발생한다. 또한 심하게 운동을 하거나 극심한 스트레스, 노화로 인해 혈액이 탁해지고 노폐물이 쌓여도 나타날 수 있다.

평상시 바른 자세를 유지하는 것이 중요하고, 팔을 흔들며 걷고, 스트레칭을 수시로 해주며, 무거운 물건을 든다든지 팔을 지속적으로 쓰거나 한쪽 팔을 베는 행동은 삼가는 것이 좋다. 혈액순환이 잘 될 수 있도록 수시로 마사지를 해주면 팔 저림 증상은 완화된다.

마사지 부위 : 등, 목, 어깨, 팔, 가슴, 겨드랑이

준비물 : 아로마 오일, 폼롤러

소요 시간 : 약 10분~15분

마사지 횟수 : 매일 아침저녁, 수시로

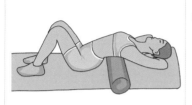

① 두 손을 깍지를 껴서 머리에 받치고, 무릎을 구부린 상태로 누워 폼롤러를 가로로 놓고 엉덩이, 허리, 등 순서로 롤링해준다. 같은 동작을 10회 반복한다.

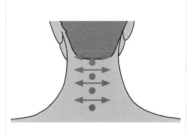

② 뒷목 위 중간 헤어라인이 끝나는 지점의 움푹 들어간 곳에서 시작하여, 양쪽으로 손가락 한 마디 떨어진 부위를 네 손가락을 이용해서 목이 끝나는 지점까지 양옆으로 왔다 갔다 한다. 같은 동작을 5회 반복한다. (강도: ●●●●)

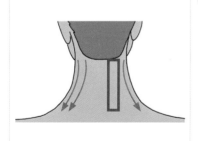

③ 헤어라인이 끝나는 지점의 목 중앙 뼈에서 왼쪽으로 손가락 한 마디 옆을 오른손 네 손가락을 이용하여 목 측면 전체를 윗목에서 목이 끝나는 곳까지 천천히 쓸어내린다. 같은 동작을 5회 반복하며 반대편도 같은 방법으로 실시한다.
(강도: ●●)

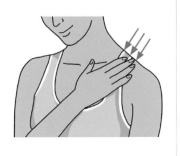

④ 왼쪽 솟아오른 승모근에 오른손 손끝을 모아 앞으로 당긴다는 느낌으로 5초간 눌러준다. 같은 동작을 5회 이상 반복하고 반대편도 같은 방법으로 실시한다. (강도: ●●●●)

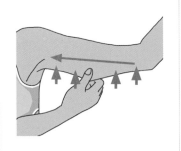

⑤ 왼팔을 직각으로 들어올린 후 오른손으로 팔꿈치에서 겨드랑이까지 엄지와 네 손가락으로 팔뚝을 잡듯이 꾹꾹 눌러준다. 오른팔도 동일하게 진행한다. (강도: ●●●●)

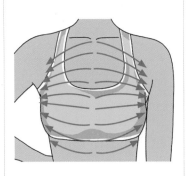

⑥ 몸의 중간(복부의 중심선) 쇄골 밑에서 갈비뼈 끝까지 오른손 네 손가락을 이용하여 촘촘히 왼쪽 가슴 방향으로 끌어내어 겨드랑이로 모아준다. 같은 동작을 5회 반복한다. 반대편도 동일하게 진행한다. (강도: ●●●)

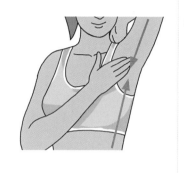

⑦ 왼팔을 들고 팔꿈치에서 겨드랑이로 내려주고, 옆구리 갈비뼈 끝에서 겨드랑이쪽으로 오른손 손바닥을 이용하여 부드럽게 올려준다. 같은 동작을 5회 반복하고 반대편도 동일하게 실시한다.

(강도: ●●)

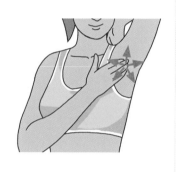

⑧ 왼쪽 겨드랑이 중앙에 오른손 손바닥 전체를 놓고 빈 공기를 잡듯이 움켜쥔 다음 수직으로 살짝 당겨준다. 이때 모여 있던 노폐물이 배출된다. 같은 동작을 5회 반복하고 반대편도 동일하게 해준다.

(강도: ●●)

# 22_ 설사가 잦을 때

설사는 장내 면역 저하나 점막 이상, 바이러스, 세균 등에 의해 일어나고, 정신적인 스트레스나 찬 음식 또는 잘못된 음식으로 인해서도 발생한다. 설사가 반복되면 몸에 기력이 없고, 어지럼증과 구토를 유발하기도 하는 등 만성피로에 시달린다. 하지만 몸에 기생충이나 독소가 많을 때는 설사가 유익하기도 하다. 설사가 날 때는 몸을 따뜻하게 하고, 따뜻한 물을 마시며 금식하는 것이 좋고, 숯가루가 특효약이다.

밥을 먹어야 할 때는 따뜻한 된장국에 미음을 평상시 식사량의 반 정도만 먹는다. 기름진 음식, 찬 음식, 자극적인 음식, 커피, 우유, 탄산음료, 단 음식은 반드시 피하고, 운동은 가볍게 걷는 산책 정도가 적당하다.

복부에 따뜻한 찜질을 해주고 강도에 맞춰 마사지를 해주면 장내 운동이 활발해져서 설사를 빨리 멎게 한다.

마사지 부위 : 복부, 옆구리

준비물 : 아로마 오일

소요 시간 : 약 5분~10분

마사지 횟수 : 매일 아침저녁, 수시로

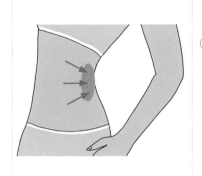

① 옆으로 누워서 네 손가락은 옆구리 뒤로, 엄지는 옆구리 앞으로 오게 해서 등 뒤 손이 닿는 부위까지 깊이 꾹꾹 눌러준다. 같은 동작을 10회 반복한다. 반대편도 동일하게 진행한다. (강도: ●●●●)

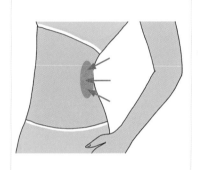

② 1번의 자리를 손을 바꿔서 네 손가락은 앞으로, 엄지는 뒤로 해서 옆구리 앞 복부 위주로 꾹꾹 눌러준다. 같은 동작을 10회 반복한다. (강도: ●●●●)

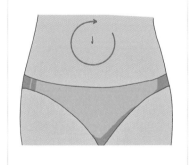

③ 배꼽 주변을 양 손바닥을 비벼 따뜻하게 만든 후 시계 방향으로 10회 이상 돌려준다. (강도: ●●●)

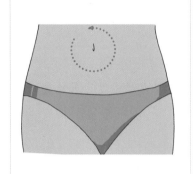

④ 3번과 동일하게 하며 반시계 방향으로 10회 이상 돌려준다. (강도: ●●●●)

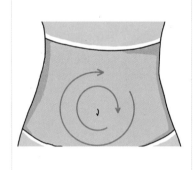

⑤ 배꼽을 중심으로 양 손바닥을 포개어 시계 방향으로 큰 원, 작은 원을 번갈아 가며 그려준다. 같은 동작을 10회 반복한다. (강도: ●●●)

# 아침에 에너지를 주는 5분 마사지

아침에 일어나면 전날 피로가 풀리지 않아 몸이 붓거나 묵직하고, 개운하지 않을 때가 종종 있다. 아침에 일어나서 해주는 마사지는 수면 중에 미처 빠져나가지 못한 노폐물을 처리해주고 에너지를 주어, 아침을 생기 있고 활기차게 맞이할 수 있게 해준다.

마사지 부위 : 목, 겨드랑이, 복부, 쇄골, 흉선

준비물 : 아로마 오일

소요 시간 : 약 5분~10분

마사지 횟수 : 매일 아침저녁, 수시로

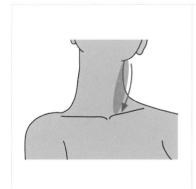

① 오른손 네 손가락을 이용하여 흉쇄유돌근을 아래 방향으로 느리고 부드럽게 내려준다. 같은 동작을 10회 반복하며 반대편도 같은 방법으로 실시한다. 이때 아래쪽으로 늘린다는 생각으로 해준다. (강도: ●)

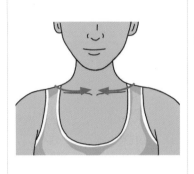

② 양손 검지와 중지를 사용해 움푹 파인 쇄골 위에서 쇄골 아래 목 중간 움푹 파인 곳까지 피부를 끌어당기듯이 천천히 부드럽게 내려준다. 같은 동작을 5회 반복한다. (강도: ●)

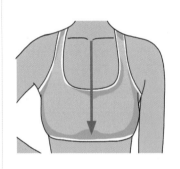

③ 쇄골 밑 가슴 정중앙의 골을 따라 위에서 배꼽 아래로 양손 네 손가락을 포개어 쭉쭉 내려준다. 같은 동작을 10회 반복한다. (강도: ●●●)

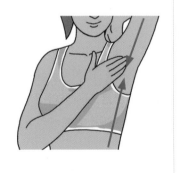

④ 왼팔을 들고 팔꿈치에서 겨드랑이로 내려주고, 옆구리 갈비뼈 끝에서 겨드랑이 쪽으로 오른손 손바닥으로 부드럽게 올려준다. 같은 동작을 10회 반복하며 반대편도 동일하게 해준다. (강도: ●●)

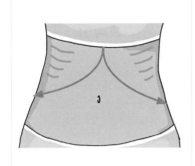

⑤ 복부가 시작되는 중간 명치에서 양쪽 갈비뼈 아래를 양손 네 손가락을 이용하여 바깥으로 빼준다. 같은 동작을 10회 반복한다. 이때 손가락이 갈비뼈 속으로 깊게 들어간다. (강도: ●●●●)

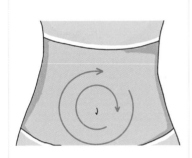

⑥ 배꼽을 중심으로 양 손바닥을 포개어 시계 방향으로 큰 원, 작은 원을 번갈아 가며 그려준다. 같은 동작을 10회 반복한다. (강도: ●●●●●)

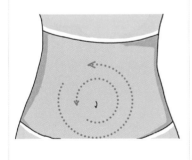

⑦ 배꼽을 중심으로 양 손바닥을 포개어 왼쪽 복부 밑에서 시작해서 반시계 방향으로 큰 원, 작은 원을 번갈아 가며 그려준다. 같은 동작을 10회 반복한다. (강도: ●●●)

취침 전 마사지를 하면 하루 종일 힘들었던 근육이 이완되고, 림프순환을 촉진시켜 노폐물이 쉽게 배출되어 질 좋은 수면을 취할 수 있다.

마사지 부위 : 등, 어깨, 목, 쇄골, 겨드랑이, 서혜부, 복부

준비물 : 아로마 오일, 폼롤러

소요 시간 : 약 10분~15분

마사지 횟수 : 매일 아침저녁, 수시로

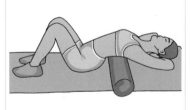

① 두 손을 깍지를 껴서 머리에 받치고, 무릎을 구부린 상태로 누워 폼롤러를 가로로 놓고 엉덩이, 허리, 등 순서로 롤링해 준다. 같은 동작을 10회 반복한다.

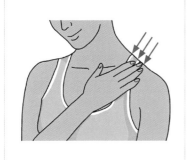

② 왼쪽 솟아오른 승모근에 오른손 손끝을 모아 앞으로 당긴다는 느낌으로 5초간 눌러준다. 같은 동작을 5회 이상 반복하고, 반대편도 같은 방법으로 실시한다. (강도: ●●●●)

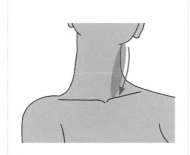

③ 오른손 네 손가락을 이용하여 흉쇄유돌근을 아래 방향으로 느리고 부드럽게 내려준다. 같은 동작을 10회 반복하며 반대편도 같은 방법으로 실시한다. 이때 아래쪽으로 늘린다는 생각으로 해준다. (강도: ●)

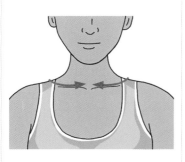

④ 양손 검지와 중지를 사용해 움푹 파인 쇄골 위에서 쇄골 아래 목 중간 움푹 파인 곳까지 피부를 끌어당기듯이 천천히 부드럽게 내려준다. 같은 동작을 10회 반복한다. (강도: ●)

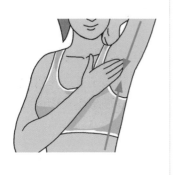

⑤ 팔을 들어 팔꿈치에서 겨드랑이로 내려
주고, 옆구리 갈비뼈 끝에서 겨드랑이 쪽
으로 부드럽게 올려준다. 같은 동작을
10회 반복한다. (강도: ●●)

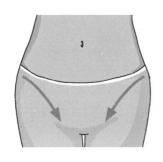

⑥ 양 손바닥을 이용하여 서혜부 라인을 따
라 쭉쭉 내려준다. 같은 동작을 10회 반
복한다. (강도: ●●)

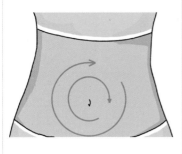

⑦ 배꼽을 중심으로 양 손바닥을 포개어 오
른쪽 복부 밑에서 시작해서 시계 방향으
로 큰 원, 작은 원을 번갈아 가며 그려준
다. 같은 동작을 10회 반복한다. 이때 아
픈 부위가 있으면 부드럽게 돌려준다.
(강도: ●●●●)

# 23_ 유방암 수술 후 마사지로 컨디션 올리기

    유방암 수술 시 겨드랑이 림프절도 함께 절제하는 경우가 많다. 그래서 수술 부위의 통증뿐만 아니라 한쪽 팔이 유난히 붓거나 어깨가 아프다든가 등이 뻐근한 증세가 나타나기도 한다. 특히 수술한 부위는 한 곳이지만 전체적인 림프순환이 되지 않아 다리와 몸 전체가 아프고 쑤시는 경우도 많다. 수술한 이후는 살이 찌지 않도록 유의하고 한 쪽으로 무거운 걸 드는 행위, 꽉 조이는 옷은 피하고, 될 수 있는 한 브래지어 착용은 하지 않는 편이 좋다.

    과일, 채식 위주의 식사와 운동을 꾸준히 해서 체온을 높여주고, 몸의 전체적인 면역력이 올라가도록 해준다. 또한 과로하지 말고, 스트레스에 유의하며 수시로 마사지를 해준다. 이것은 정체되어있는 노폐물을 배출하는 과정이라 꼭 필요하며 몸의 컨디션을 올려주는 효과가 있다.

마사지 부위 : 목, 가슴, 겨드랑이, 쇄골

준비물 : 아로마 오일

소요 시간 : 약 5분~10분

마사지 횟수 : 매일 아침저녁

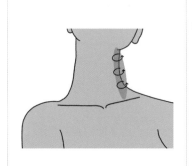

① 오른손 네 손가락을 이용하여 왼쪽 귀밑 움푹 들어간 곳에서 시작해서 쇄골 움푹 들어간 곳까지 바깥으로 약간 밀듯이 둥글게 원을 그리고 제자리로 돌아온다. 같은 동작을 5회씩 반복한다. 반대편도 동일하게 진행한다. (강도: ●)

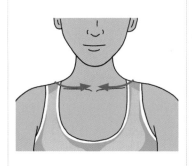

② 양손 검지와 중지를 사용해 움푹 파인 쇄골 위에서 쇄골 아래 목 중간 움푹 파인 곳까지 피부를 끌어당기듯이 천천히 부드럽게 내려준다. 같은 동작을 5회 반복한다. (강도: ●)

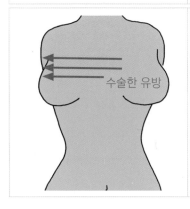

③ 유방암을 수술한 가슴 쪽에서 수술하지 않은 가슴 쪽의 겨드랑이로 손바닥 전체를 이용하여 천천히 부드럽게 살을 밀듯이 움직인다. 같은 동작을 5회 반복한다. (강도: ●)

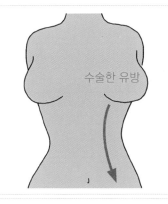

수술한 유방

④ 유방암을 수술한 부위에서 서혜부 방향으로 손바닥을 이용하여 천천히 부드럽게 살을 밀듯이 아래로 내려준다. 같은 동작을 5회 반복한다. (강도: ●)

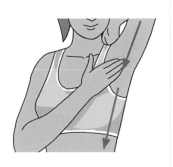

⑤ 유방암을 수술한 쪽 팔을 들어 팔꿈치에서 겨드랑이로 손바닥을 이용하여 살을 당기듯이 겨드랑이 쪽으로 내려주고, 겨드랑이에서 다시 손바닥을 이용하여 서혜부 방향으로 살을 밀듯이 내려준다. 같은 동작을 5회 반복한다. (강도: ●)

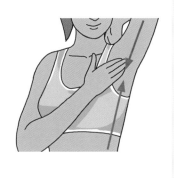

⑥ 수술하지 않은 쪽 팔을 들어 팔꿈치에서 겨드랑이로 내려주고, 옆구리 갈비뼈 끝에서 겨드랑이 쪽으로 부드럽게 올려준다. 같은 동작을 10회 반복한다. (강도: ●●)

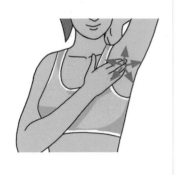

⑦ 수술하지 않은 쪽 겨드랑이 중앙에 손바닥 전체를 놓고 빈 공기를 잡듯이 움켜쥔 다음 수직으로 살짝 당겨준다. 이때 모여 있던 노폐물이 배출된다. 같은 동작을 5회 반복한다. (강도: ●●)

# 24_ 견갑근(날개뼈)이 아플 때

어깨 근육의 긴장과 피로로 인해 혹은 과도한 스트레스와 수면 장애, 척추나 목에 문제가 있어도 견갑근이 아플 수 있다. 그리고 내부 장기의 질환, 유방이나 늑간조직과도 연관이 있고, 힘줄이 붓거나 염증이 있어도, 노화로 인한 퇴행성 변화가 있어도, 같은 부위를 반복적으로 사용하고 외적으로 충격을 받았을 때도 그 후유증으로 인해 시간이 많이 지나도 아플 수 있다.

견갑근은 팔 운동에 중요한 역할을 하는 근육인데 무리해서 무거운 물건을 든다든지, 잘못된 자세로 잠을 자거나 너무 움직임이 적거나 움츠려있어도 문제가 생긴다.

바른 자세와 스트레칭, 전신운동을 해서 혈액순환이 잘될 수 있게 하고, 매일매일 마사지해 주면 쌓여있던 노폐물이 빠져나가 견갑근이 아픈 것과 오십견을 예방할 수 있다.

마사지 부위 : 등, 복부, 어깨, 목, 갈비뼈

준비물 : 아로마 오일, 폼롤러

소요 시간 : 약 10분~15분

마사지 횟수 : 매일 아침저녁, 수시로

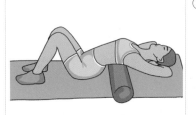

① 폼롤러를 날개뼈 밑에 가로로 두고 무릎을 구부린 상태로 두 손을 깍지를 껴서 머리 뒤에 받치고, 상체를 살짝 왼쪽으로 돌려 날개뼈에 집중해 롤링한다. 같은 동작을 10회 반복한다. 오른쪽도 동일하게 해준다.

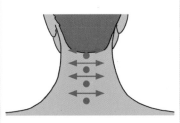

② 뒷목 위 중간 헤어라인이 끝나는 지점의 움푹 들어간 곳에서 시작하여, 양쪽으로 손가락 한 마디 떨어진 부위를 네 손가락을 이용해서 목이 끝나는 지점까지 양 옆으로 왔다 갔다 한다. 같은 동작을 5회 반복한다. (강도: ●●●●)

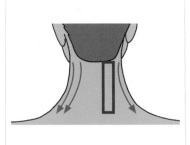

③ 헤어라인이 끝나는 지점의 목 중앙 뼈에서 왼쪽으로 손가락 한 마디 옆을 오른손 네 손가락을 이용하여 목 측면 전체를 윗목에서 목이 끝나는 곳까지 천천히 쓸어내린다. 같은 동작을 5회 반복하며 반대편도 같은 방법으로 실시한다.
(강도: ●●)

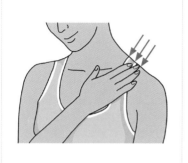

④ 왼쪽 솟아오른 승모근에 오른손 손끝을 모아 앞으로 당긴다는 느낌으로 5초간 눌러준다. 같은 동작을 5회 이상 반복하고 반대편도 같은 방법으로 실시한다. (강도: ●●●●)

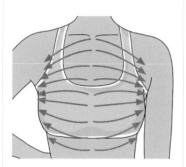

⑤ 몸의 중간(복부의 중심선) 쇄골 밑에서 갈비뼈 끝까지 오른손 전체를 이용하여 촘촘히 왼쪽 가슴 방향으로 끌어내어 겨드랑이로 모아 준다. 같은 동작을 5회 반복한다. 오른쪽은 왼손을 이용하여 같은 방법으로 진행한다. (강도: ●●●)

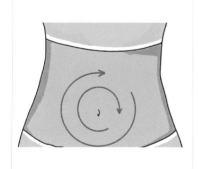

⑥ 배꼽을 중심으로 양 손바닥을 포개어 오른쪽 복부 밑에서 시작, 시계 방향으로 큰 원, 작은 원을 번갈아 가며 그려준다. 같은 동작을 10회 반복한다. 이때 아픈 부위가 있으면 부드럽게 돌려준다. (강도: ●●●●)

# 25_ 등이 아플 때

    등에 통증이 발생하는 이유는 척추와 목, 어깨 질환의 문제와 틀어짐, 사고 후유증, 근육의 긴장과 피로, 과도한 스트레스, 내장 기능 장애, 소화 기능 장애 등 다양하다. 이러한 문제는 전신으로 확대될 수 있는데 두통, 팔 저림, 복통, 하체 저림 등이 나타나면서 전반적으로 기능이 떨어지게 된다.

    평상시 자세를 바르게 하고, 근육을 이완시키는 스트레칭과 걷는 습관을 들이고, 과도하게 무거운 건 들지 않는 것이 좋다. 충분한 휴식을 취하고, 스트레스에 주의하며 따뜻한 찜질과 마사지를 하는 것은 큰 도움이 된다.

마사지 부위 : 등, 복부, 목, 어깨, 갈비뼈

준비물 : 아로마 오일, 폼롤러

소요 시간 : 약 10분~15분

마사지 횟수 : 매일 아침저녁, 수시로

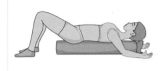
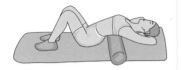

① 폼롤러 끝에 앉아 엉덩이, 허리, 등 순서로 폼롤러와 일자가 되게 누워 척추를 중심으로 좌우 롤링해주고, 가로로 누워 엉덩이, 허리, 등 순서로 롤링해준다. 같은 동작을 10회 반복한다.

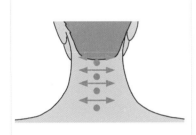

② 뒷목 위 중간 헤어라인이 끝나는 지점의 움푹 들어간 곳에서 시작하여, 양쪽으로 손가락 한 마디 떨어진 부위를 네 손가락을 이용해서 목이 끝나는 지점까지 양 옆으로 왔다 갔다 한다. 같은 동작을 5회 반복한다. (강도: ●●●●)

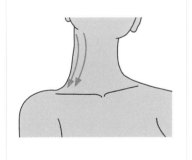

③ 뒷목 중앙 뼈에서 왼쪽으로 손가락 한 마디 옆을 오른손 네 손가락을 이용하여 목 측면 전체를 윗목에서 목이 끝나는 곳까지 천천히 쓸어내린다. 같은 동작을 5회 반복하며 반대편도 같은 방법으로 실시한다. (강도: ●●)

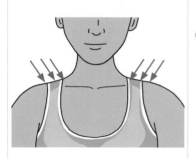

④ 솟아오른 왼쪽 승모근에 오른손 손끝을 모아 앞으로 당긴다는 느낌으로 5초간 눌러준다. 오른쪽 어깨도 같은 방법으로 실시한다. 같은 동작을 5회 이상 반복한다. (강도: ●●●●)

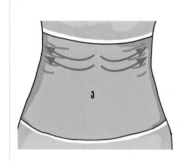

⑤ 갈비뼈 정중앙에서 오른손으로 왼쪽 갈비뼈를, 왼손으로 오른쪽 갈비뼈를 바깥쪽으로 쓸어내린다. 같은 동작을 5회 반복하며 한 손씩 번갈아 가며 진행한다. 이때 손가락이 갈비뼈 사이사이로 들어가게 한다. (강도: ●●●)

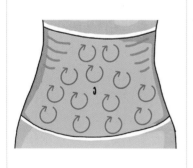

⑥ 왼쪽 갈비뼈 밑에서 시작해서 양손 네 손가락을 이용하여 시계 방향으로 작은 원을 그리며 복부 전체를 촘촘히 풀어준다. 한 동작에 3초 이상 같은 동작을 5회씩 반복한다. (강도: ●●●●)

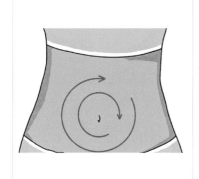

⑦ 배꼽을 중심으로 양 손바닥을 포개어 오른쪽 복부 밑에서 시작, 시계 방향으로 큰 원, 작은 원을 번갈아 가며 그려준다. 같은 동작을 10회 반복한다. 이때 아픈 부위가 있으면 부드럽게 돌려준다. (강도: ●●●●)

# 26_ 목에 뭔가 걸린 듯한 느낌이 들 때

목에 뭔가 걸린 듯한 느낌이 드는 증상은 나이와 상관없이 많은 사람들이 가지고 있는 현대인의 질병 중 하나이다. 이는 소화불량으로 인한 가스나 위산의 역류, 위에서 십이지장으로 내려보내는 괄약근이 약해졌을 때 또는 폐 질환이나 결핵, 약물에 의한 이질감 등으로 인해 나타난다. 또한 눈 질환, 코 질환, 갑상선 기능 문제와도 연관이 있다. 하지만 아무런 질환이 없어도 극심한 스트레스나 피로 때문에 올 수도 있다.

이 증상은 쉰 목소리나 기침이 나고, 아프고 쓰라리며, 음식물 섭취 시에도 불편할 수 있다. 이런 이물감을 없애기 위해서는 올바른 식습관이 중요한데 특히 과식은 반드시 피해야 한다.

평상시보다 적게 먹는 식습관을 들이고 야식은 절대 금한다. 충분한 물 섭취와 함께 일찍 잠자리에 드는 것, 빠르게 걷거나 뛰는 것도 도움이 되고, 하루 3번 정도 물구나무서기를 하거나 목을 좌우로 흔들어주는 것은 큰 도움이 된다. 무엇보다 평안한 마음을 가지면서 목과 복부를 수시로 마사지해주면 장 운동이 활발해지고 전체적인 순환이 되어 증상이 많이 좋아진다.

마사지 부위 : 등, 목, 가슴, 복부, 흉선

준비물 : 아로마 오일, 폼롤러

소요 시간 : 약 10분~20분

마사지 횟수 : 매일 아침저녁, 수시로

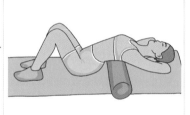

① 폼롤러를 가로로 놓고 엉덩이, 허리, 등 순서로 롤링해준다. 같은 동작을 10회 반복한다.

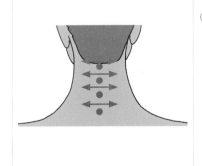

② 뒷목 위 중간 헤어라인이 끝나는 지점의 움푹 들어간 곳에서 시작하여, 양쪽으로 손가락 한 마디 떨어진 부위를 네 손가락을 이용해서 목이 끝나는 지점까지 양 옆으로 왔다 갔다 한다. 같은 동작을 5회 반복한다. (강도: ●●●●)

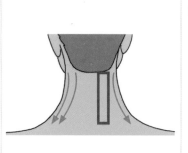

③ 헤어라인이 끝나는 지점의 뒷목 중앙 뼈에서 왼쪽으로 손가락 한 마디 옆을 오른손 네 손가락을 이용하여 목 측면 전체를 윗목에서 목이 끝나는 곳까지 천천히 쓸어내린다. 같은 동작을 5회 반복하며 반대편도 같은 방법으로 실시한다. (강도: ●●)

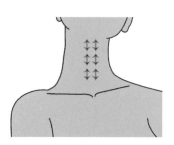

④ 앞목 중앙 뼈를 사이에 두고 목이 시작되는 부위부터 목이 끝나는 곳까지 엄지와 네 손가락을 이용하여 2cm 정도씩 위아래로 왔다 갔다 한다. 한 동작을 5회 반복한다. (강도: ●●)

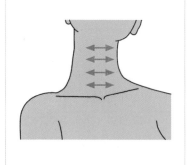

⑤ 목 중앙 뼈를 목이 시작되는 부위에서 끝나는 곳까지 양옆으로 왔다 갔다 한다. 한 동작을 5회 반복한다. (강도: ●●●)

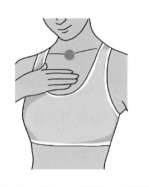

⑥ 목 중앙 아래 움푹 들어간 곳을 중지를 이용하여 아래로 밀듯이 3초간 꾹 눌러 준다. 같은 동작을 5회 반복한다. (강도: ●●●●)

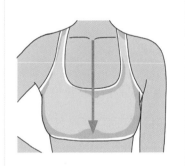

⑦ 쇄골 밑의 가슴 정중앙의 골을 따라 위에서 배꼽 아래로 양손을 포개어 쭉쭉 내려준다. 같은 동작을 10회 반복한다. (강도: ●●●)

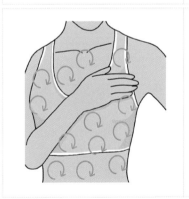

⑧ 왼쪽 어깨 끝에서 시작하여 목 밑, 가슴, 갈비뼈, 복부(상체 전체)를 구석구석 손바닥 전체를 이용하여 양손을 번갈아 가며 시계 방향으로 돌려준다. 한 동작을 5회 이상 반복한다. (강도: ●●●●)

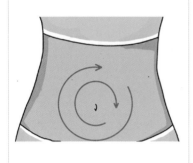

⑨ 양 손바닥을 포개어 시계 방향으로 큰 원, 작은 원을 번갈아 가며 그려준다. 이 때 큰 원을 그릴 때 5초, 작은 원을 그릴 땐 3초가 걸린다. 같은 동작을 10회 반복한다. (강도: ●●●)

## Tip 스트레스 받을 때 하는 마사지

이 시대를 살아가는 것은 스트레스의 연속이다. 적당한 스트레스는 삶의 활력이 되기도 하지만, 좋지 않은 영향을 끼치는 건 기정사실이다. 이로 인해 잦은 감기, 만성피로, 두통, 위장 장애, 불면증 등 정신적, 육체적으로 몸은 지치고 병든다. 일상에서 스트레스를 받지 않기란 쉽지 않은 일이고, 스트레스를 받을 때 잘 감당할 수 있는 정신력과 건강한 신체를 만드는 것이 중요하다.

평상시 충분한 휴식, 명상, 운동을 꾸준히 하고 충분한 수면과 물 섭취, 긍정적인 마음으로 마사지를 해주면 긴장된 근육이 이완되고, 노폐물이 배출되어 많은 질병을 예방할 수 있다.

마사지 부위 : 등, 복부, 목, 흉선, 어깨

준비물 : 아로마 오일, 폼롤러

소요 시간 : 약 10분~15분

마사지 횟수 : 매일 아침저녁

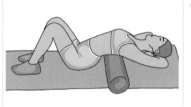

① 두 손을 깍지를 껴서 머리를 받치고, 무릎을 구부린 상태로 누워 폼롤러를 가로로 놓고 엉덩이, 허리, 등 순서로 롤링해준다. 같은 동작을 10회 반복한다.
(강도: ●●●)

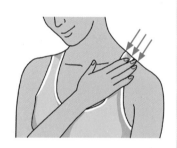

② 왼쪽 솟아오른 승모근에 오른손 손끝을 모아 앞으로 당긴다는 느낌으로 5초간 눌러준다. 같은 동작을 5회 이상 반복하고 반대편도 같은 방법으로 실시한다.
(강도: ●●●●)

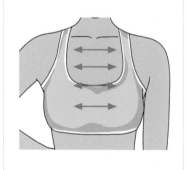

③ 목 밑 쇄골 밑에서 명치까지 복부의 중심선으로 양손 네 손가락을 이용하여 가슴 양방향으로 끌어낸다. 같은 동작을 5회 반복한다. 이때 갈비뼈 사이사이를 열어준다는 생각으로 시행한다.
(강도: ●●●)

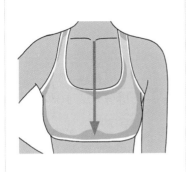

④ 가슴 정중앙의 골을 따라 위에서 배꼽 아래로 양손을 포개어 쭉쭉 내려준다. 같은 동작을 10회 반복한다.
(강도: ●●●)

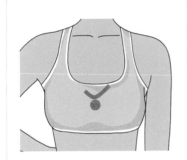

⑤ 양쪽 유두 사이 일직선으로 정중앙의 움푹 들어간 곳을 주먹을 살짝 쥐고 두드려준다. 같은 동작을 5회 반복한다.
(강도: ●●●●)

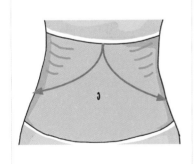

⑥ 복부가 시작되는 중간 명치에서 양쪽 갈비뼈 아래를 양손 네 손가락을 이용하여 바깥으로 빼준다. 같은 동작을 10회 반복한다. 이때 손가락이 갈비뼈 속으로 깊게 들어간다. (강도: ●●●●)

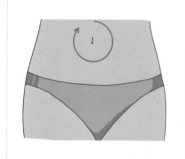

⑦ 배꼽 주변을 양손 네 손가락을 포개어 아주 촘촘히 시계 방향으로 10회 이상 돌려준다. (강도: ●●●)

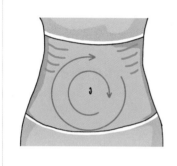

⑧ 배꼽을 중심으로 양 손바닥을 포개어 오른쪽 복부 밑에서 시작, 시계 방향으로 큰 원, 작은 원을 번갈아 가며 그려준다. 같은 동작을 10회 반복한다. 이때 아픈 부위가 있으면 부드럽게 돌려준다.

(강도: ●●●)

# 27_ 아이에게 하는 마사지

아유르베다 의학으로 잘 알려진 인도에서는 생후 6개월부터 부모가 아이에게 마사지를 해준다. 따뜻한 손으로 온기를 전하는 부모의 마사지는 아이에게 정서적으로도 안정감을 주고 체력 증진에도 효과가 있다.

특히 부드럽게 이완시키는 마사지는 몸의 흐름을 원활하게 하여 척추가 곧게 되고 오형 다리도 예방된다. 또한 키 성장에도 도움이 되며 잦은 감기나 알레르기 등 허약한 체질에 면역력과 충분한 산소 공급으로 두뇌활동에도 좋은 영향을 미칠 수 있다.

마사지 부위 : 전신

준비물 : 아로마 오일

소요 시간 : 약 15분~20분

마사지 횟수 : 매일 아침저녁

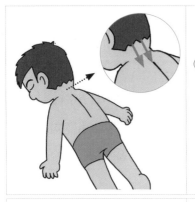

① 아이를 엎드리게 한 후 목덜미 전체를 손바닥을 사용하여 위에서 아래로 천천히 쓸어내린다. 같은 동작을 5회 반복한다. (강도: ●●)

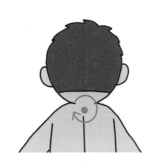

② 뒷목 끝 어깨선 중앙의 툭 튀어나온 부위를 시계 방향으로 돌려준다. 같은 동작을 5회 반복한다. 감기를 예방하고 피로하지 않게 도와준다. (강도: ●●)

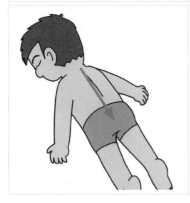

③ 양 손바닥을 포개어 등의 척추뼈를 따라 엉덩이 시작되는 곳까지 쭉쭉 내려준다. 같은 동작을 10회 반복한다.
(강도: ●●)

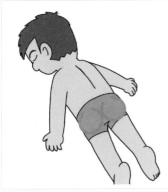

④ 양 손바닥을 포개어 우측 엉덩이는 반시계 방향, 좌측 엉덩이는 시계 방향으로 돌려준다. 같은 동작을 10회 반복한다. 이때 엉덩이 전체를 감싸 안듯이 진행한다. (강도: ●●)

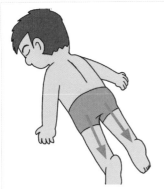

⑤ 양 손바닥을 포개어 한쪽 다리씩 엉덩이 밑에서 발목까지 쭉쭉 내려준다. 같은 동작을 10회 반복한다. (왼쪽다리 먼저 진행한다.) (강도: ●●)

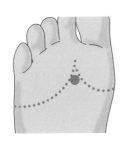

⑥ 양손 엄지손가락으로 발바닥의 움푹 들어간 곳을 꾹꾹 눌러준다. 같은 동작을 5회 반복한다. (강도: ●●●●)

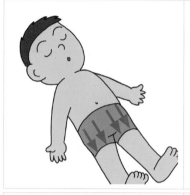

⑦ 상체에서 하체로 갈라지는 부위를 위에서 아래로 쭉쭉 내려준다. 같은 동작을 10회 반복한다. (강도: ●●)

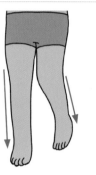

⑧ 다리를 옆으로 살짝 틀면 움푹 들어가는 부위에 손바닥 전체를 사용하여 위에서 아래로 쭉쭉 내려준다, 같은 동작을 10회 반복한다. 이 부위는 오다리를 예방해준다. (강도: ●●)

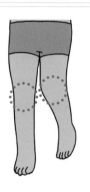

⑨ 무릎에 손바닥 전체를 놓고 물건을 잡듯이 들었다 놨다를 반복한다. 같은 동작을 10회 반복한다. (강도: ●●)

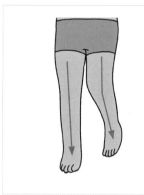

⑩ 손바닥 전체를 사용하여 다리 중앙에 놓고 위에서 아래로 쭉쭉 내려준다. 같은 동작을 10회 반복한다. (강도: ●●)

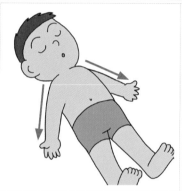

⑪ 아이를 천정을 보고 눕힌 후 목 옆 어깨선이 시작되는 부위에서 손끝까지 손바닥 전체를 사용하여 쭉쭉 내려준다. 같은 동작을 10회 반복한다. (강도: ●●)

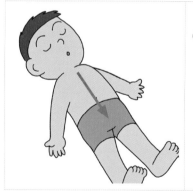

⑫ 몸통의 중간 쇄골 밑 움푹 들어간 곳에서 복부 밑까지, 위에서 아래로 손바닥 전체를 사용하여 쭉쭉 내려준다. 같은 동작을 10회 반복한다. 아이의 면역에 아주 중요한 역할을 하는 곳이다. (강도: ●●)

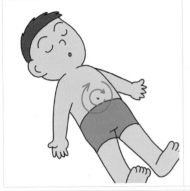

⑬ 복부를 손바닥 전체를 사용하여 시계 방향으로 큰 원, 작은 원을 그려준다. 같은 동작을 10회 반복한다. (강도: ●●)

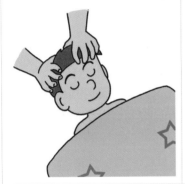

⑭ 아이의 머리를 양 손바닥으로 받치듯이 잡고 전체적으로 꾹꾹 눌러준다. 같은 동작을 10회 이상 반복한다. (강도: ●●●)

그 깊은 정情이
결코 이 자리를 떠날 수 없게 만들었습니다

어느 날 문득 이런 생각이 들었습니다.

세상엔 참 대단한 사람들이 많은데 난 이 세상에 태어나 잘하는 게 하나도 없는 거 같은 그런 허무함이었습니다. 그래서 나는 기도했습니다. 겨우 주일만 지키는 나이롱 신자이지만 그래도 단 한 가지 마사지만이라도 잘하는 사람이 되게 해달라고, 나로 하여금 그들이 치유될 수 있게 해달라고!

잠실에서 성장마사지를 받으러 오는 참으로 영특한 아이가 있습니다. 그 아이의 관심사는 늘 아토피입니다. 그런데 어느 날 "내 아토피를 고쳐줄 사람은 원장님밖에 없어요"라고 말하는 것이었습니다. 참으로 놀라운 말이었습니다. 내 마음이 이 아이에게도 통했나 봅니다.

피부를 좋아지게 하려고 얼굴만 무작정 마사지하던 시간도 있었고, 화장품에 집착했던 시간도 있었습니다. 오랜 시간 하다 보니 깨우침이란 것도 있었고, 마사지의 위력이 얼마나 대단한 건지도 알았습니다. 그야말로 내가 하는 일은 참으로 가치 있는 일이었습니다.

'마사지는 건강과 미용 두 가지를 다 가지고 있는 팔색조'입니다. 이 책에서도 이걸 전하고 싶었습니다. 그러나 마음만큼 다 담지는 못했습니다. 많이 아쉬운 부분이 있지만, 다음을 감히 기약합니다.

부지런하지 못한 성격에 참 느긋하게 여기까지 온 것 같습니다. 덕분에 일이라기보다는 고객과 수다 떨고, 맛집 가고, 이렇게 즐기면서 일했습니다. 이 자리를 빌어 이영숙테라피 고객께 깊이 감사드립니다. 그 깊은 정情이 결코 이 자리를 떠날 수 없게 만들었습니다. 항상 응원해주시고 먼 길도 마다하지 않고 찾아주신 거 평생 잊지 않겠습니다. 특히 몸이 안 좋은 환우분들께 더욱더 '응원한다'는 말 전하고 싶습니다.

책 쓰는 내내 너무나 열심히 일해준 우리 정민 실장님, 내가 제목을 못 지어 고민할 때 '토르소 마사지'라고 아이디어 주신 엔터스 효선 과장님, 글을 잘 쓸 수 있도록 칭찬과 격려로 도와주신 나의 스승 채윤 작가님, 그림 잘 그려주신 동규 화가님, 나보다 내 책을 더 기다리는 참 고마운 사람 청담동 은느 공주님, 무엇보다 이 모질고 힘든 세월 잘 참고 살아주신 사랑하는 엄마 남주옥 여사님께 이 책을 선물합니다.

◆ 용어해설 ◆

▷흉쇄유돌근(Sternocleidomastoid)
흉쇄유돌근은 '목빗근'이라고도 하는데, 고개를 옆으로 돌릴 때 튀어나와 보이는 근육이다. 목 앞에서 머리를 받쳐주는 역할을 하고 흉골과 쇄골로 연결된 2개의 근육이다. 목의 지지대 흉쇄유돌근에는 신경, 혈관, 림프선이 모두 지나가기에 우리 몸의 골든 포인트라고 불린다. 흉쇄유돌근은 목을 움직이는 작용뿐 아니라, 머리로 가는 큰 동맥인 목동맥(carotid artery)을 보호하는 작용도 하고 있다. 흉쇄유돌근이 잘 관리되지 않으면 신경과 관련된 안면통증, 마비, 시력 저하, 안검하수까지 일으키게 된다. 흉쇄유돌근은 미인결이라고 해서 여자들의 목선을 볼 때 쇄골과 흉쇄유돌근을 많이 본다.

▷서혜부(鼠蹊部)
좌우의 대퇴부의 밑에 있는 하복부의 삼각형 모양의 부분으로, 순우리말로 '사타구니'라고 불린다. 허벅지 사이 안쪽의 살이 맞닿는 부위인지라 땀이 차기 쉽다. 이 부위의 땀이 제때 제거되지 않고 오래 묵혀 노폐물이 모일 경우 역한 악취를 내뿜는 것은 물론 습진으로 발전할 수 있다. 서혜부 안쪽에 위치한 서혜림프절이 막혀 있는 경우에 다리 부종, 허벅지 셀룰라이트, 엉덩이 처짐이 생기게 되고 생식기 기능에도 안 좋은 영향을 미치기 때문에 서혜부 스트레칭이 필요하다.

▷승모근(僧帽筋)
우리말 용어는 '등세모근'이며, 목과 가슴의 뒤쪽 면을 덮으면서 견갑골까지 걸쳐 있어, 머리를 지탱하고 어깨뼈를 움직이며 팔을 지탱하는 역할을 한다. 많은 사람이 근육의 긴장감과 통증을 호소하는 대표적인 부위가 바로 승모근이다. 대부분 직장인은 컴퓨터 작업 시 많은 시간을 머리를 앞으로 뺀 자세로 업무를 보는 탓에 승모근이 솟아오르는데 그로 인해 목과 등, 어깨 통증이 만만치 않다. 이때 꾸준히 승모근 스트레칭을 하면 뭉친 근육이 풀어지고, 통증이 줄어든다. 그뿐만 아니라 매끈한 어깨선도 가질 수 있다.

림프순환이 좋아지는
# 토르소 마사지

초판 1쇄 발행 | 2020년 2월 10일
초판 4쇄 발행 | 2023년 4월 10일

지은이 | 이영숙
펴낸이 | 최병윤
그  림 | 이동규
펴낸곳 | 행복한 마음
출판등록 | 제10-2415호 (2002. 7. 10)

주소 | 서울시 마포구 성미산로2길 33, 성광빌딩 202호
전화 | (02) 334-9107
팩스 | (02) 334-9108
이메일 | bookmind@naver.com

ⓒ 이영숙 2020
ISBN  978-89-91705-45-6  13510